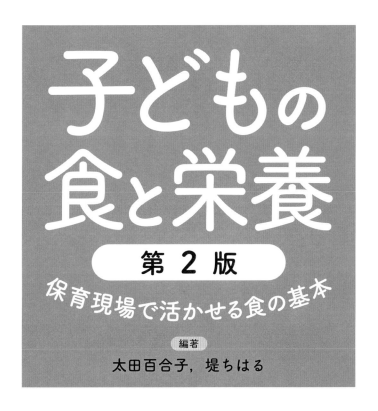

子どもの食と栄養

第2版

保育現場で活かせる食の基本

編著

太田百合子，堤ちはる

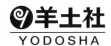

羊土社
YODOSHA

第2版の序

　子どもたちの食生活は，生涯にわたり心身の健康に大きく影響することが明らかにされています。そのため，保育所等や地域社会では，さまざまな食育活動を通して，食の面白さ，食べることの楽しさ等を伝えることにより，子どもたちの食生活への興味・関心を広げていくことが求められています。一方において，近年は保護者の食への負担感，不安感が増大し，子育ての悩みとして食事に関することが多く寄せられています。そこで，子どもの生活の場でもある保育所等からの具体的な食生活支援がいっそう重要になります。

　保育士，幼稚園教諭等をめざす学生は，栄養学，調理学，食品学などの基本的な知識や，子どもの身体発育・発達，精神的特徴などの理解が求められます。また，それらを踏まえて食の大切さを子どもに教えられるようになることが必要です。このような点を考慮し，本書では，保育士等に必要とされる食に関する基礎知識を効果的に身につけられるように，構成に工夫を凝らしました。

　章の冒頭には，保育士等が必ず押さえるべき事項をポイントとしてまとめています。また，概略図を示すことで，章の全体像が把握でき，学習意欲が高まるように工夫しました。

　学びの順番としては，「子どもの食と栄養」を履修する学生が，食生活に興味をもつ契機となり，栄養学の重要性を感じられるように，献立の考え方をはじめに学びます。さらに，妊娠・出産に関する内容を充実させ，これらを身近に感じてもらうとともに子どもへの理解が深まるように配慮しました。保育現場で特別な配慮が必要な，病気や障害のある子ども等への支援についても，具体的に記載しています。また，保育園園長の執筆によるコラム「食の支援を保育現場から」を通して，現場で求められる保育士像の理解を深め，学びの意欲を高めることができます。

　さらに，各章は具体的，かつ実践的な内容とし，本文の重要部分，および図表やイラストをカラーにすることで，学習ポイントの確認が視覚により効果的にできるようになっています。加えて，講義で学んだ知識が実践に活用できるように演習問題を掲載しました。

　このたび，第2版の出版にあたり，厚生労働省「日本人の食事摂取基準（2020年版）」に準拠したり，図表近くに引用文献等を明示したりするなど，さらに学びやすくなるようにしました。

　保育士等が行う食育や子育て支援は，社会から大いに期待されています。そこで，「子どもの食と栄養」の学びは重要であり，本書が役立つことを願っています。また，よりよい教材をめざすために，本書に対する忌憚なきご批判，ご意見をいただければ幸いです。

　最後に本書の編集・出版にあたり多大なご尽力をいただいた羊土社田頭みなみ氏，中川由香氏に感謝の意を表し，厚く御礼申し上げます。

2020年8月

編者
太田百合子，堤ちはる

目次概略

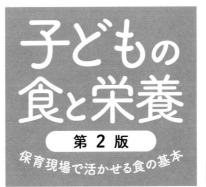

子どもの食と栄養
第2版
保育現場で活かせる食の基本

目次

◆ 第2版の序

■ **正誤表・更新情報**
https://www.yodosha.co.jp/textbook/book/6669/index.html

本書発行後に変更, 更新, 追加された情報や, 訂正箇所のある場合は, 上記のページ中ほどの「正誤表・更新情報」を随時更新しお知らせします.

■ **お問い合わせ**
https://www.yodosha.co.jp/textbook/inquiry/other.html

本書に関するご意見・ご感想や, 弊社の教科書に関するお問い合わせは上記のリンク先からお願いします.

第1章
子どもの健康と食生活の意義

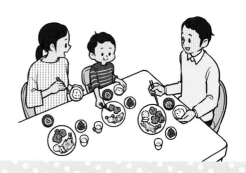

point

- ☑ 日本人の健康問題と食事内容の関連を理解する。

- ☑ さまざまな「こ食」から現代の子どもの食事の現状を知る。

- ☑ 朝食欠食予防には，睡眠時間の確保と共食が欠かせないことを理解する。

- ☑ 栄養摂取の評価方法を理解する。

- ☑ 食にかかわる食習慣の形成，食機能の発達，精神の発達を理解する。

子どもの健康と食とのかかわり

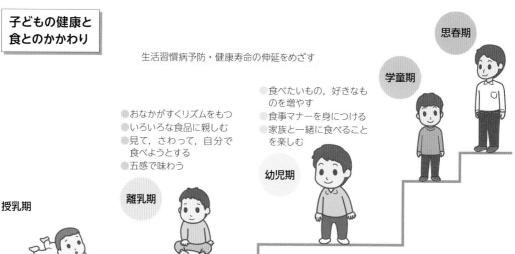

生活習慣病予防・健康寿命の伸延をめざす

思春期

学童期

幼児期

- ◉食べたいもの，好きなものを増やす
- ◉食事マナーを身につける
- ◉家族と一緒に食べることを楽しむ

- ◍おなかがすくリズムをもつ
- ◍いろいろな食品に親しむ
- ◍見て，さわって，自分で食べようとする
- ◍五感で味わう

離乳期

授乳期

食欲がある
安心とやすらぎのなかで飲む
（食べる）心地よさを味わう

子どもの食生活
身体発育・食習慣の形成・食機能の発達・精神の発達

（「子どもと楽しむ和食の時間」（農林水産省）[1] を参考に著者作成）

1 食生活と健康のかかわり

A. 日本人の健康問題

　日本は，医療技術の進歩，生活環境の改善，食生活・栄養状態の改善などから乳児死亡率★1が大幅に低下し，平均寿命も延びている。平均寿命は，2018年には男81.25歳，女87.32歳となり（図1）世界的にもトップクラスである。

1）死因の変化

　戦前は低栄養も関係して結核などの感染症が多かったが，薬の開発や生活環境の改善により大幅に減少した。現在は悪性新生物（がんや肉腫），心疾患，脳血管疾患などが死因全体の約半数を占めている。

★1　乳児死亡率
年間の出生児1,000人に対する1歳未満児の死亡数を比率で示したもの。健康水準を国際比較する際の統計指標として重視されている。2017年，日本は1.9であった[2]。

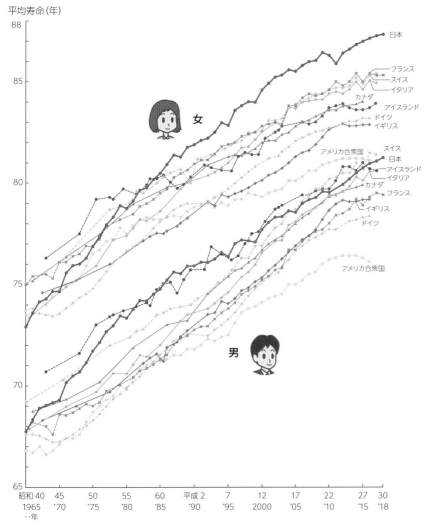

図1●主な国の平均寿命の推移

注：1）1971年以前の日本は，沖縄県を除く数値である。
　　2）1990年以前のドイツは，旧西ドイツの数値である。
（「平成30年簡易生命表の概況」（厚生労働省），2019[3]より引用）

資料：国連「Demographic Yearbook」など

2）身体状況

洋食傾向による過剰栄養から肥満が増加し，生活習慣病の若年化が問題になっている。一般的に肥満は，高血圧，高コレステロール血症，糖尿病になりやすく，動脈硬化が促進され，心疾患，脳血管疾患などにつながりやすい。男性は女性より肥満者の割合が高い。

一方で，成長期からの無理なダイエットなどによる栄養不足は，感染症にかかりやすいこと，老化の加速から認知症や寝たきりになりやすいことなどが問題になっている。また，骨密度が低下するため，転倒から骨折しやすいほか，むし歯や歯周病などにより歯が欠損して誤嚥性肺炎，窒息を起こしやすい。

やせは20歳代女性に多く，やせた妊婦からの低出生体重児（2,500ｇ未満）出産が心配されている。胎児の低栄養は，むしろ子どもの生活習慣病のリスクが高まることが報告されており，危惧されている。

3）子どもの健康問題

乳児死亡率が世界で最も低いことは，小児医療の発展，予防接種の浸透などによるもので，日本が世界に誇るべき実績である。一方，自殺が多いことから心の問題が，アレルギーの増加に関しては対応策が今後の課題となっている。

B. 日本人の食生活上の問題

1）日本人の食生活の特徴

日本人が長寿である理由には，日本食（和食）がある。米飯を中心に，魚や大豆製品の摂取が多く，脂肪の摂取が少ないという特徴がある。食物繊維や乳製品，果物なども適度に摂取していることが，平均寿命の延伸にもつながっている。

国民健康・栄養調査[★2]によると，20歳代以上の食生活の特徴は，1965年までは米を中心とした食事であったが，その後，減少している（図2）。たんぱく質は

★2　国民健康・栄養調査
厚生労働省が国民の身体状況，栄養素等摂取量や生活習慣の状況を明らかにし，国民の健康増進のための基礎資料を得るため，毎年全国規模で実施する調査。

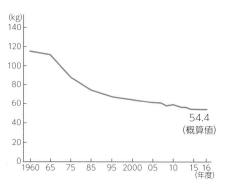

資料：「平成28年度 食料需給表」（農林水産省）

図2 ● 国民1人1年あたりの米の供給
純食料
（「オールガイド食品成分表2019」（実教出版編修部／編），実教出版，2019[4)]より引用）

肉を中心とした動物性食品となり，魚離れの傾向がみられる。健康日本21[★3]（第三次）の野菜摂取量の目標値は，成人で1日350 g以上であるが，男女の平均値は約290 gと不足している※。食塩量の目標値は7 g[★4]としているが，約10 gと過剰である※。カルシウムは600〜700 mg必要とされているが，約500 mgと不足している。また，鉄は1946年には13.7 mg摂取していたが，2016年は7.4 mgと減少し，若い女性の多くで不足している。

2）近年の栄養状態

全体的にみると栄養素のバランスは望ましいが，個々の栄養状態をみると肥満とやせが増加しているように，過剰栄養，低栄養が混在している。

単身世帯の増加，多様化した就業形態，女性の就業率の上昇などから，外食や中食（調理済み食品，総菜，弁当の利用）が増加している。食事は栄養素を意識せずに，食べたいものを食べたいときに食べるようになった。このようなアンバランスな食事は，食に関する知識の誤りや技術が不足していることなどが要因としてあげられている。

国民が日々の生活のなかで「何をどれだけどのように食べたらよいか」具体的に実践できる目標として，食生活指針※や食事バランスガイド※などが活用できる。

3）食の安全性

国内における食の安全性の問題は，1990〜2000年にかけて生じた加工乳による大規模食中毒，BSE感染牛の発生[★5]，O-157食中毒，輸入野菜の残留農薬，無登録農薬や指定外添加物の使用などにより発覚した。国民に食品安全に対する不安が高まったことから，2003年には食品安全基本法が制定され，厚生労働省，農林水産省，消費者庁などから独立した食品安全委員会を設置し，食品の安全確保のための規制や指導などのリスク管理を行うしくみがつくられた。

公害汚染，食品添加物の長期的な影響，遺伝子組換え食品などは，環境や人体への長期的な安全性（発がん性など）についてまだ確認されていない。乳幼児期の食事は，今後の健康問題にもかかわってくるため，安全な食品を使用した料理や添加物の少ない加工食品を使用するなどの配慮が必要である。

❷子どもの食生活の現状と課題

A.社会背景と子どもの食生活

核家族化や地域社会の希薄化に伴い，家庭や地域の子育て機能は低下しているといわれている。避けたい子どもの食生活として，7つの「こ食」がある（図3）。
保護者に気持ちの余裕がないことや話し相手がいないことから，慣れない子育

★3　健康日本21
健康増進法に基づき作成された，21世紀において国民一人ひとりの健康を実現するための国民健康づくり運動である。現状と課題から数値目標などが示されている。

◉野菜摂取量の平均値→第8章 図6
「2019（令和元）年国民健康・栄養調査」では約280 gに低下している。

★4　食塩量の目標値7 g
厚生労働省が定める日本人の食事摂取基準(2020年版)での目標量は，男性7.5 g未満，女性6.5 g未満である。

◉食塩摂取量の平均値の年次推移→第8章 図5

◉食生活指針→巻末付録㉑
◉食事バランスガイド→巻末付録㉓

★5　BSE感染牛の発生
牛海綿状脳症（BSE）に感染した牛の脳や脊髄などを原料としたえさが，他の牛に与えられたことが原因となった。

13

てによるうつ，子どもへの虐待が増加し，子どもの栄養失調なども報告されている。子育て世帯ともいえる20〜39歳の男女の朝食欠食割合は，この10年ほどの間，男性は25〜35％，女性は15〜30％で推移しており，減少はみられていない（図4）。さらに両親が「朝食をほとんど食べない」，「全く食べない」と，子どもも朝食欠食が多いという結果になっている（図5）。保護者の生活リズムに合わせてしまうと夜型になりやすく，朝食欠食が習慣化しやすいといえる。

これらのことより，乳幼児期から正しい食事やよい生活習慣を身につけていく必要がある。

B. 朝食をとる大切さ

1）睡眠時間を確保し，肥満を防ぐ

人間は，昼に行動して夜になったら眠る昼行性の動物である。生後間もない乳児の生活リズムには昼夜の区別はないが，その後は人間本来のリズムに変化して

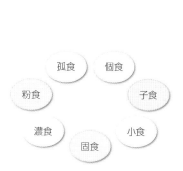

図3 避けたい7つの「こ食」
（「保育所における食事の提供ガイドライン」
（厚生労働省），2012[5]より抜粋して引用）

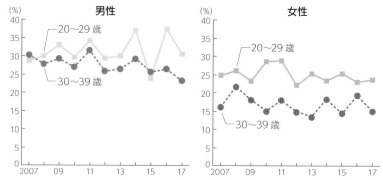

図4 朝食欠食の割合
（「国民健康・栄養調査（平成19年〜平成29年）」（厚生労働省）[6] を参考に著者作成）

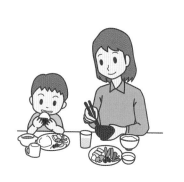

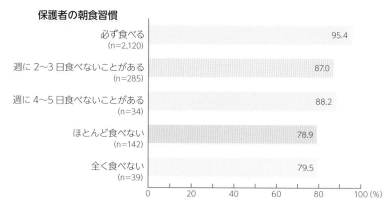

図5 保護者の朝食習慣別 朝食を必ず食べる子どもの割合
回答者：2〜6歳児の保護者。（「平成27年度 乳幼児栄養調査の概要」（厚生労働省）[7]より引用）

くる。

　自律神経★6はサーカディアンリズム★7に従って体温を調整しているので，昼夜に合わせて活動と休息をとることが，身体機能や生体リズムのバランスにつながる。睡眠と覚醒は体温やホルモンの影響を受けるので，朝食は決まった時間に食べ，よく遊び，夜は決めた時間に寝て十分な睡眠時間を保つことが必要である（図6）。

　日本の子どもたちの睡眠不足は低年齢化している。また，睡眠不足により肥満しやすいことが報告されている。これは，睡眠中の脂肪分解の役割を担っている成長ホルモンの分泌量が減少することで，夜の間に脂肪が分解されないためである。

2）脳をはたらかせて日中の活動を増やす

　脳のエネルギーは，グルコース（ブドウ糖）を利用している。睡眠時でも常にグルコースを消費しており，成人における1日に必要な量は約120 gといわれている。グルコースは肝臓にグリコーゲンの形で蓄えられているが，その最大量は約60 gのため，定期的に食事から補給する必要がある。睡眠中は長時間栄養素等が加わらないので，朝食をとることが望ましい。

　また，朝食は体温を上げて体を眠りから覚まし，活動させるエネルギーとなる。それにより午前中の活動は増え，集中力・記憶力向上や心の安定につながる。

　子どもたちに早寝早起きの習慣をつけて，親子ともに朝食を食べるにはどうすればよいのか，保育者は保護者とともに考えていく必要がある。

★6　自律神経
日中に優位になる交感神経と，夜間に優位になる副交感神経がある。良い睡眠には，日中活動していた交感神経から副交感神経への切り替えが上手に行われることが必要である。

★7　サーカディアンリズム（体内時計）
ラテン語で，「サーカ」はおおよそ，「ディアン」は1日を意味する。睡眠と覚醒のサイクルといった生理機能のほとんどは，約24時間周期のきまりにより変動する。

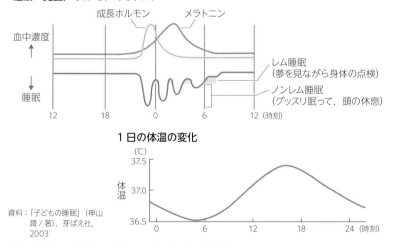

図6　睡眠・覚醒，体温，ホルモンの相互関係
自律神経をしっかりとはたらかせるために，規則正しい生活リズムを身につける必要がある。
（「子どもの欠食・孤食と生活リズム」（藤澤良知／著），第一出版，2010[8]）より引用）

❸ 子どもの発育・発達と栄養

　子どもの身長，体重が増加し，身体的に形体が変化することを成長といい，運動，知能，臓器などが機能的に進歩することを発達という。発育は，成長と発達の両方を合わせた広い概念を示す。

A. 身体発育と栄養状態の把握

1）乳幼児の身体発育・栄養状態の評価

　栄養の過不足は食べた量だけで判断せず，身長・体重の変動をよくみる必要がある。主に身長と体重の実測値をもとに，乳児身体発育曲線，パーセンタイル身長・体重成長曲線に記入し，身長と体重がそれぞれラインに沿っているかどうかを定期的に確認する。栄養状態の判定には，幼児の肥満度判定曲線，カウプ指数などがある。

　登園時などは，子どもの機嫌，表情，顔色，皮膚の状態等を観察したり，保護者からは朝食内容などを聞いて栄養状態を，尿や便の状態から健康状態を確認したりする。病気の回復直後や，疾病，障害などがある場合は，家庭と園，状況により医療機関と連携することが大切である。

⦿乳児身体発育曲線→
　巻末付録❶
⦿パーセンタイル身長・
　体重成長曲線→
　巻末付録❸
⦿幼児肥満度判定曲線→
　巻末付録❺
⦿カウプ指数→
　巻末付録❷

2）栄養状態の把握

　栄養状態は，所見で確認することが大切である。基本的には，機嫌が良く，よく眠れて，食欲があることが望ましい。下記のような所見がみられたら医師にみてもらうように促す。

- 貧血の疑い：顔色，つめ，目の下（結膜）が白い
- 肝障害の疑い：手のひら，眼の白い部分が黄色い
- 亜鉛欠乏の疑い：口周囲，指に湿疹
- くる病の疑い：O脚，X脚

B. 食べる機能の発達

　子どもの食生活を援助するうえでは，咀嚼（そしゃく）の発達，味覚の形成，精神面の発達を理解しておく必要がある。食事のみならず，保育の生活や遊びからも，食べる機能の発達援助を行う。

1）咀嚼の発達

　胎児期に吸啜（きゅうてつ），嚥下（えんげ）の反射は完成するので，出生からすぐに乳汁を吸う準備ができている。1，2カ月頃まではほ乳反射（原始反射）★8により反射的に摂取するが，5，6カ月頃にはほ乳反射が少なくなり，口唇（こうしん）で食物をとりこむ捕食ができるよう

★8　ほ乳反射（原始反射）
栄養素等を取り入れるために生まれながらもっている能力。唇に触れたらくわえる，吸う，飲み込む，という一連の動作が反射的に行われる。

になる。食物を目でとらえ，口腔（こうくう）にとりこみ，その後，口腔機能の発達に合わせて咀嚼し，唾液（だえき）と混ぜ合わせて咽頭（いんとう）に送り嚥下する。離乳期の咀嚼は，固形食を使うことで口唇，舌，あご，ほおが刺激され，複雑な動きが促されて発達する。

食べる行為以外にも，指しゃぶりをする，おもちゃをなめる，大人がおいしそうに食べるようすを見せる，声かけによる発語など，生活全体のかかわりによって咀嚼機能は発達する。

乳歯は，7カ月頃から生えはじめ，3歳頃までに生えそろう（図7）。歯が生えそろうのは個人差があるので，上下の歯がそろう時期や咀嚼力に合わせて調理形態を工夫しなければならない。

2）味覚・嗜好（しこう）の発達

味蕾（みらい）★9は妊娠14〜15週頃に形成されることから，母体の食生活が胎児の栄養状態だけでなく食嗜好（しょくしこう）にも影響を与える。

食物の成分には，主に甘味，うま味，塩味，酸味，苦味がある。0歳頃は，甘味，うま味，塩味を好み，酸味は腐敗，苦味は毒と感じ，本能的に嫌う傾向がある。

離乳食を進めるうえでは，好む味から幅を広げていくことで食べることに興味

★9　味蕾
主に舌の粘膜のくぼみに多く，花の蕾（つぼみ）状の構造をしている小さな器官。味蕾が味の刺激を受けると，神経から脳に伝わって味を感じる。味蕾の数は，20歳頃まで増加し，その後徐々に減少する。

乳歯の名称

右側　左側
Ⓐ乳中切歯
Ⓑ乳側切歯
Ⓒ乳犬歯
Ⓓ第一乳臼歯
Ⓔ第二乳臼歯
上あご

下あご
Ⓔ第二乳臼歯
Ⓓ第一乳臼歯
Ⓒ乳犬歯
Ⓑ乳側切歯
Ⓐ乳中切歯
右側　左側

乳歯の萌出時期

歯種		男子		女子	
		平均値	標準偏差	平均値	標準偏差
上あご	Ⓐ乳中切歯	10カ月	1カ月	10カ月	1カ月
	Ⓑ乳側切歯	11カ月	1カ月	11カ月	2カ月
	Ⓒ乳犬歯	1年6カ月	2カ月	1年6カ月	2カ月
	Ⓓ第一乳臼歯	1年4カ月	2カ月	1年4カ月	2カ月
	Ⓔ第二乳臼歯	2年5カ月	4カ月	2年6カ月	4カ月
下あご	Ⓐ乳中切歯	8カ月	1カ月	9カ月	1カ月
	Ⓑ乳側切歯	1年0カ月	2カ月	1年0カ月	2カ月
	Ⓒ乳犬歯	1年7カ月	2カ月	1年7カ月	2カ月
	Ⓓ第一乳臼歯	1年5カ月	2カ月	1年5カ月	2カ月
	Ⓔ第二乳臼歯	2年3カ月	3カ月	2年3カ月	4カ月

萌出時期には個人差があるため，数値はおおよその目安と考えるとよい。

6〜7カ月頃　　8〜11カ月頃　　1歳頃　　1歳半頃　　2歳頃　　3歳頃

図7 ● 乳歯の生える順序
（田中英一，他：乳歯の萌出時期．日本小児歯科学会，1988[9]）・「子どもの食と栄養 改訂第2版」（児玉浩子／編著），中山書店，2014[10]）を参考に著者作成）

★10　味覚
味覚は快，不快をもたら
す。味は口〔舌，口蓋
（こうがい）〕だけでなく，
のど〔咽頭（いんとう），
喉頭（こうとう）〕でも感
じている。

をもたせ，さらにさまざまな味を経験させることで味覚[★10]は発達する。

　食べ物の好き嫌いは生まれながらにしてあるが，健康状態，生理的要因，心理的要因が加わって形成される。健康状態は味やにおいの感じ方に影響を与える。生理的要因には空腹感などが，心理的要因には喜怒哀楽などの感情やリラックス，緊張状態などがある。

　さらに，子どもの食欲は，五感（味覚，聴覚，触覚，視覚，嗅覚）で感じる食事内容や食卓環境により引き出される。

　食の嗜好は過去の食体験による影響があるため，胎児期，乳幼児期の食環境は重要であることがわかる。

3）精神面の発達

　子どもの心は，食生活を通して発達することも多い（図8）。授乳期は，安心できる人に世話をされ，心地よい生活を送ることが，安定した人間関係の土台となる。一緒にいて食事を楽しむことで，食べ物と，母親や担当保育士との愛情が結びつくようになる。

★11　共食
一人で食べるのではなく，
家族や友人，地域の人々
などと共有し合いながら
食事をすること。共有す
ることで心身ともに良好
な影響を与える。

　離乳期（5カ月頃〜1歳半頃）には親と同じものが食べたくなる気持ちが芽生え，2歳頃には仲間と一緒に食卓を楽しむようになる。3歳頃には食べ物の情報交換ができ，4歳頃には食べ物を分け合うことができるようになる。

　情緒や人とのコミュニケーション能力をはぐくむには，食卓を通した共食[★11]がとても大切である。さらに食を通した体験は，好奇心，冒険心，協調性などさ

0	1歳	2歳	3歳	4歳	5歳
			★間食(おやつ)を残しておいて後で食べることができる		
	★好き嫌いを言う				
★いつもと違う乳首を嫌う		★「ママもおいしい？」と聞いてくる			
			★あめをいつまでもなめていることができる		
	★「おいしいね」と言う		★ガムを飲み込まないでかみ続けることができる		
	★味わうようになる				
★味を感じるようになる					
★空腹感，満腹感を感じるようになる					
	★手でつかんで食べる				
	★食べ物を独占する	★所有欲が強くなる		★食べ物を分けてやることができる	
★食べ物と母親の愛情が結びつく					
★乳房が母親のものであることがわかる				**★食べ物を分け合うことができる**	
★手に握ったものを放さない					
			★仲間と食べ物の情報交換ができる		
	★親と同じものが食べたくなる	★仲間と同じものが食べたくなる			
	★食べ物を母親に渡す				
★人と一緒にいて食事を楽しむことができる		**★食事の場を仲間と一緒に楽しむことができる**			
★食べながら人に関心を示すことができる					

図8 ● 食行動の発達の目安

（「幼児の食生活」（乳幼児食生活研究会／編），日本小児医事出版社，2010[11]より引用；太字は著者による）

まざまな意欲につながる。食事は強制するものではないので，楽しい食生活を心がける必要がある。

　保育者は，成長著しい乳幼児の食の発達をよく理解して，子ども一人ひとりに適切に接することや，食の悩みが多い保護者への食支援を行うことが強く望まれている。そのためには，基本となる栄養学の理論を学び，現代の食生活の現状や背景を知ることが必要である。

　「子どもの食と栄養」のねらいは，乳幼児の食生活の学びを通して，保育者自身が適切な食生活を実践する力を養い，日常生活に根ざした食育活動へと発展できる力をつけることをめざしている。

文献

1）「子どもと楽しむ和食の時間」（農林水産省）（https://www.maff.go.jp/j/keikaku/syokubunka/culture/attach/pdf/index-172.pdf）

2）「平成29年（2017）人口動態統計（確定数）の概況」（厚生労働省）（https://www.mhlw.go.jp/toukei/saikin/hw/jinkou/kakutei17/index.html），2018

3）「平成30年簡易生命表の概況」（厚生労働省）（https://www.mhlw.go.jp/toukei/saikin/hw/life/life18/index.html），2019

4）「オールガイド食品成分表2019」（実教出版編修部／編），実教出版，2019

5）「保育所における食事の提供ガイドライン」（厚生労働省）（https://www.mhlw.go.jp/bunya/kodomo/pdf/shokujiguide.pdf），2012

6）「国民健康・栄養調査（平成19年～平成29年）」（厚生労働省）（https://www.mhlw.go.jp/bunya/kenkou/kenkou_eiyou_chousa.html）

7）「平成27年度 乳幼児栄養調査の概要」（厚生労働省）（https://www.mhlw.go.jp/file/06-Seisaku-jouhou-11900000-Koyoukintoujidoukateikyoku/0000134460.pdf）

8）「子どもの欠食・孤食と生活リズム」（藤澤良知／著），第一出版，2010

9）田中英一，他：乳歯の萌出時期. 日本小児歯科学会，1988

10）「子どもの食と栄養 改訂第2版」（児玉浩子／編著），中山書店，2014

11）「幼児の食生活」（乳幼児食生活研究会／編），日本小児医事出版社，2010

参考文献

• 「子どもの食と栄養演習ブック（よくわかる！保育士エクササイズ）」（松本峰雄／監　大江敏江，他／著），ミネルヴァ書房，2017

• 「子どもの食生活 第3版」（上田玲子／編著　赤石元子，他／著），ななみ書房，2018

• 「子育て・子育ちを支援する 子どもの食と栄養」（堤ちはる，土井正子／編著），萌文書林，2021

• 「味覚とおいしさの科学」（東京都学校歯科医会／著），東京都学校歯科医会，2014

• 「Part2 赤ちゃんの発育発達と親子あそび 6か月頃の赤ちゃん（赤ちゃん＆子育てインフォ）」（母子衛生研究会）（https://www.mcfh.or.jp/jouhou/sodachi/6kagetsu.html）

成長曲線を描いてみよう。
カウプ指数で体格を評価してみよう。

目的

①成長曲線上に身長と体重を記録し，成長に問題がないか確認する方法を身につける。

②肥満ややせの評価方法を身につけることで，早期予防や発見に役立てる。

進め方（方法）

用意するもの

- パーセンタイル身長・体重成長曲線（→巻末付録❸）
- 身長・体重の記録（例として男児のものをあげる；演習表）
- 電卓

手順

1）成長曲線の見方を理解する。

- 上が身長，下が体重の成長曲線である。7本それぞれの曲線の右に数字が示されている。真ん中の50は50パーセンタイルの線であり，その年齢における標準的な成長を示す。パーセンタイルとは，集団を100としてその何番目かを示すものである。
- 7本の曲線を基準線という。記録をとった子どもの成長曲線が2本の基準線をまたいで上向き，下向きとなる場合は明らかに異常と判断できる。
- 測定時年齢（○歳○カ月）と身長，体重の測定値が交わったところに点（プロット）をして，最終的に点をつなげて曲線を完成させる。

2）身長，体重の曲線を見て，異常がないか判断する。

3）6カ月時，3歳時，5歳時の身長，体重から，カウプ指数（→巻末付録❷）を計算し評価する。

演習表 ● ある男児の身長・体重の記録

No	年齢	身長（cm）	体重（kg）
1	0歳 0カ月	49.0	3.1
2	0歳 6カ月	68.2	8.7
3	0歳10カ月	71.4	9.4
4	2歳 6カ月	92.5	14.2
5	3歳 9カ月	100.5	18.9
6	4歳 9カ月	107.6	21.2
7	5歳 8カ月	113.0	28.2
8	6歳 8カ月	120.5	33.8
9	7歳 8カ月	126.8	39.0
10	8歳 8カ月	133.2	47.1
11	10歳 2カ月	140.7	50.8
12	11歳 2カ月	146.0	52.3

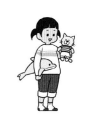

食の支援を保育現場から ❶

保育と食

　数年前の入園面接のときのことです。ふとした拍子に笑った子どもの大きく開いた口から、真っ黒な歯が並んでいるのが見えました。気になった私が「どんな食べ物が好きなの？」と聞くと、お母さんは一言「この子、スポーツドリンクとか好きなんですよね、水じゃ栄養ないから……」。入園し、保育がはじまると、問題は虫歯だけではありませんでした。集中力がなく、「ねむい」が口癖、さらにボーっとしていたかと思うと急にキレて友達とトラブルになったりが続いていました。そして、このケースにかかわればかかわるほど、みえてきたのは「食」の問題でした。

　子どもの成長を見守るためには、子どもが保育園に滞在している時間だけみていればよいというわけにはいかない時代になっています。特に「食べる」「寝る」「着替えたり、お風呂に入ったりして清潔を保つ」といった生活の基礎となる部分が、家庭でど

のように行われているかを知ることも、保育士の大切な仕事となります。子どもは家庭だけで育つわけでもなく、保育園だけで育つわけでもありません。24時間365日、子どもの丸ごとを理解していこうという姿勢が大切になってきます。さらにそこに不適切と思われる養育行動がみられた場合も、その行為をただ否定するだけでなく、相手の事情や力量、興味関心を理解しながら支援していかねばなりません。

　食行動はその人の歴史であり、簡単に変えたり、修正することはできない難しい問題です。でも保護者も「やりたくない」のではなく、「やり方を知らない」だけで困っているだけのときもたくさんあるのです。一番大切なのは、孤食、偏食、肥満などなど「食」に関しての課題を誰よりも早く気づき、把握し、課題解決の行動を起こせるのは保育士なのだという自負をもって保育に向き合うことなのだと思うのです。

第2章
栄養に関する
基礎知識

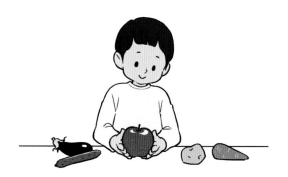

☑ 栄養ということばの意味を理解する。

☑ 食事と栄養素の関係について理解する。

☑ 栄養素がどのように体の中へ取り込まれるかを知る。

☑ 栄養素の種類とはたらきを理解する。

栄養と栄養素

食物
・栄養素
・食物繊維
・機能性成分
・水分

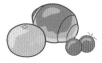

消化と吸収

人体での栄養素の役割

不要物質の排泄

・エネルギー産生
・生体物質へ変換
・生体機能の調節

１ 栄養とは何か

A. 栄養と栄養素

　栄養とは，食物の中の栄養素が体の中でどのように変換し利用されるかという過程，つまり体の中での消化・吸収，さらに代謝する処理状態のことである。食事や間食（おやつ）を食べると，食物に含まれる栄養素は，体の中で生命維持や活動のエネルギー源になったり，体の成分に生まれ変わったりする。また，生命を維持するための調整作用をもつ物質も，食物成分から合成されたり，食物成分そのものだったりする。

　大人は体の成分がたえず置き換わるために栄養素を必要とする。子どもはそれに加えて成長のために多くの体の成分を合成し，体に蓄積しなければならないので，体の大きさの割に，より多量の栄養素が必要になる。

1）五大栄養素

　栄養素は表1にあるように5つに分けられる。三大栄養素（エネルギー産生栄養素）は体の中でエネルギー源となる。たんぱく質は糖質，脂質が不足したときにのみエネルギー源となる。エネルギーは生命維持，活動，体成分の合成に使われる。また，たんぱく質は体を構成する物質に新しく作り変えられ，内臓や筋肉，骨などの古くなった物質と常に交換されている。微量栄養素は骨格を作ったり，体の機能を調節したりする。

　その他に，腸管が正常にはたらけるように糖質の仲間である食物繊維が必要である。

三大栄養素

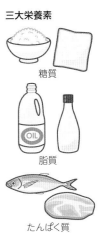

糖質

脂質

たんぱく質

表1 ● 栄養素の種類

種類				作用
五大栄養素	三大栄養素	糖質		エネルギー源
		脂質		エネルギー源
		たんぱく質		生体の構成成分，（エネルギー源）
	微量栄養素	ミネラル（無機質）	多量ミネラル，微量ミネラル	生体の構成成分，生体機能の調節
		ビタミン	水溶性ビタミン，脂溶性ビタミン	生体機能の調節

B. 栄養素による分類

1）三色食品群

　三色食品群は料理ではなく，食品を栄養素の機能から3つに分類したものである。黄はエネルギー源となるもの，赤は体を作るたんぱく質が多いもの，緑は身体の調子を整える食品群である。

表2●4つのおさらの料理分類

4つの おさら	料理	主に含まれる食品	主に含まれる 栄養素	三色食品群	食事バランス ガイド
黄（主食）	ご飯，パン，パスタ，う どん，そば	米，パン，めん類	糖質		
	やきいも	いも類			
赤（主菜）	目玉焼き，ハンバーグ， 鶏肉のから揚げ，魚の照 り焼き，マーボー豆腐	魚，肉，卵，大豆	たんぱく質， 脂質		
緑（副菜）	野菜の煮物，ほうれんそ うのおひたし，ゆで野菜， サラダ	緑黄色野菜，淡色 野菜，きのこ	ビタミン， ミネラル		
白（汁物）	みそ汁，ポタージュ，す まし汁				
（副材料や調味料など）		油脂類			
		砂糖			
		海藻			
		牛乳，乳製品			
		果物			

2）4つのおさら

★1　4つのおさら
4つのおさらは，吉田隆
子先生が考案した分類
法。

4つのおさら[★1]ではバランスのよい食事の献立が説明できる（表2）。黄，赤，緑以外に白のおさらがあり，食事としての汁物や，水分補給のための飲み物が相当する。黄色の料理は，エネルギー源となる糖質を主に含むご飯，パン，めん類といった主食である。赤色は体を作るもととなり，たんぱく質を多く含む肉，魚，卵，豆を使った主菜となる料理を示している。さらに緑色は体の調子を整えるもので，栄養素ではビタミンやミネラルが相当し，野菜，果物，きのこ，いも類などを使った料理である。

●食事バランスガイド→
巻末付録㉓

食事バランスガイド[●]は同様の分類で，さらに牛乳と果物をプラスしている。

3）一汁三（二）菜

和食では食事の献立として一汁三（二）菜の基本がある。これは，主食のご飯に加えて，一皿の汁物と二～三皿のおかず（菜）を表す。おかずの三（二）菜のなかには，たんぱく質源となる主菜と，野菜を中心とする副菜[1]が含まれる。これらを組み合わせることで，自然に正しい栄養素のバランスを知ることができる。また，形状の違いから五感が養われるほか，食欲にもつながる。

一汁二菜の例

❷ 栄養素の消化・吸収

A. 消化器系のはたらき

消化器系は口にはじまり，肛門で終わる1本の管である（図1）。この管を消化管という。消化管には唾液をはじめ，膵臓，肝臓で作られる消化液が，成人では

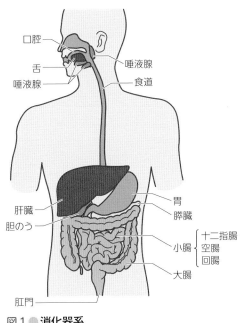

図1 ● 消化器系

口腔
舌
唾液腺
唾液腺
食道
肝臓
胆のう
胃
膵臓
小腸
｛ 十二指腸
空腸
回腸 ｝
大腸
肛門

1日10Lも流れ込む。消化液には粘液が含まれており，食物と消化液がよく混ざるように，また，消化管を傷つけないようにしている。

1）消化・吸収の流れ

　口腔でかみ砕かれ，唾液と混ざった食物や飲料は食道を通り，胃で胃液と混ぜ合わせられ，胃の出口である幽門から少しずつ小腸に送られる。小腸上部で膵臓からの膵液と肝臓からの胆汁とが混ぜられて消化が進み，ほとんどの栄養素が小腸中部の空腸で吸収される。さらに小腸下部で残りが吸収される。また小腸では栄養素と一緒に水分も吸収される。

　吸収できなかった食物の残りカスが大腸へ移動し，腸内細菌のエサとなる。大腸では，水分，ミネラルや腸内細菌の分解物を吸収し，大腸に入る前にはなめらかにすりつぶされた状態だったものが，進むにつれて水分の吸収が進み，糞便が作られる。胃に食物が入ると，胃大腸反射が起きて，糞便は肛門の付近まで送られて便意を感じる。

2）消化・吸収以外のはたらき

　また，消化器系は外界の情報に対処する免疫細胞が多く含まれ，さらに，消化器系自身の運動や分泌をコントロールするホルモンも分泌している。

B. 栄養素の消化・吸収

　食物は，かむ，砕く，混ぜるといった機械的消化と，酵素による化学的消化を

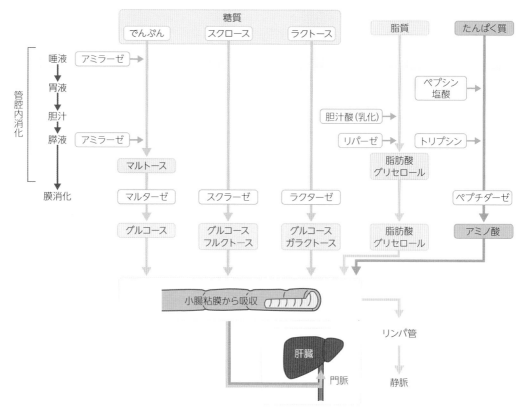

図2 ● 主な栄養素と消化酵素

(「子どもの食と栄養 改訂第2版」(児玉浩子/編), 中山書店, 2018[2)より引用；膵液と胆汁の配置変更, 管腔内消化の追記, 腸液から膜消化への変更, 脂肪酸グリセロールからリンパ管への矢印変更は著者による)

受けて細かくなり, 細胞膜を通過できる大きさまで分解されて吸収される。

口に入った食物は, 歯でかみ砕かれ, 舌で唾液と混ぜられる。糖質の一種であるでんぷんは, 唾液中の酵素であるアミラーゼの作用によって分解され, 甘味を感じる (図2)。

続いて食物は, 胃の強力な筋層でさらに細かくなり, 入り込んだ細菌は胃酸によってたんぱく質が変性し殺菌される。また胃液中の酵素であるペプシンによってたんぱく質が分解される。

胃から十二指腸に送られた食物はなめらかにすりつぶされた状態になっているが, 脂肪の乳化を助ける胆汁と, 三大栄養素を分解する酵素を含む膵液とよく混ぜられ, また胃酸が中和されて, 小腸の管の中で消化が進む。これを管腔内消化という。さらに大部分の栄養素の吸収が起きる空腸の粘膜上皮細胞の表面にある消化酵素によって膜消化を受けて, 細胞の中に吸収される。膜消化は, わずかにいる小腸管腔の細菌が栄養素をエサとして利用できないようにしている。吸収された栄養素は最終的に血液の中に入り, 肝臓を経て, 全身の細胞へと送られる。

　食物中のビタミンやミネラルは，機械的消化によって他の食物成分から分けられて，食物に含まれているそのままの形で吸収され利用される。

❸ 栄養素の種類とはたらき

A. 糖質

1）種類

　主食となるご飯やめん類はでんぷんを含んでいる。でんぷんはグルコースが多数結合した多糖類であり，摂取する糖質の90％を占める。グルコースは，小腸の細胞膜を通過して吸収される単糖という糖の最小単位である。

　2番目に多く摂取する糖質はスクロースで，お菓子や調味料として使う砂糖の主な成分である。スクロースはグルコースとフルクトースという単糖が2個結合した二糖類である。母乳や牛乳にはラクトースという二糖類が含まれ，分解されてグルコースとガラクトースとなって吸収される。

　なお，果物や野菜の甘味となっているのは，単糖類や二糖類である。

単糖類
- グ　グルコース（ブドウ糖）
- フ　フルクトース
- ガ　ガラクトース

二糖類
- グ フ　スクロース（ショ糖）
- ガ グ　ラクトース（乳糖）

多糖類
グ グ グ グ グ
でんぷん

2）体内でのはたらき

　消化を受けて小腸から吸収されたグルコースは，血液の中に入ると血糖とよばれる。血糖は全身の細胞のエネルギー源となるが，特に脳と赤血球はグルコース以外をエネルギー源とすることができないので，不足すると，糖以外の物質からグルコースを作って血糖値を維持する。過剰のグルコースは肝臓や筋肉にグリコーゲンとなって蓄えられるが，朝食により補充しないと不足が起こる。

　食後の血糖上昇は副交感神経[2]を活性化させるのでリラックスする。このため，食事のときや間食（おやつ）で糖質をとることが心の安定にも役立つ。

★2　副交感神経
意思とは無関係にはたらく自律神経の仲間で，交感神経は攻撃や緊張の際に活性化され消化・吸収を抑えるが，副交感神経は消化・吸収を高める作用がある。

B. 脂質

1）種類

　脂質には中性脂肪，コレステロール，リン脂質などがあるが，食物の中に最も多く含まれるのは中性脂肪で，単に脂肪ともよばれる[3]。脂肪を多く含むのは，主菜の材料となる肉や魚である。さらに，揚げ物やいため物などの調理や，ドレッシング，菓子に使われる食用油は脂肪そのものである。

　脂肪は1g当たりに含まれるエネルギー量が9kcalと，少量でも効率のよいエネルギー源となるので，少食な子どもには勧めたい。

★3　中性脂肪のよび方
他にトリグリセリド，トリアシルグリセロールともよばれる。

脂肪の構造

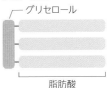

グリセロール
脂肪酸

2）体内でのはたらき

　脂肪はグリセロールと脂肪酸からできているが，脂肪酸の種類（表3）によっ

表3 ● 脂肪酸の種類

			脂肪酸名	多く含む食品
飽和脂肪酸			カプロン酸，ミリスチン酸，パルミチン酸，ステアリン酸	牛肉，豚肉，バター，牛乳，ココナッツ油，パーム油
不飽和脂肪酸	一価不飽和脂肪酸		オレイン酸	オリーブ油，牛肉，豚肉
	多価不飽和脂肪酸	n-6系	リノール酸，γ-リノレン酸，アラキドン酸	鶏卵，さば，ぶり，牛肉，豚肉，コーン油，大豆油
		n-3系	α-リノレン酸，エイコサペンタエン酸（EPA），ドコサヘキサエン酸（DHA）	いわし，まぐろ，さば，ぶり，さんま，さけ，えごま，あまに油

て生体への影響が異なる。

　飽和脂肪酸★4は過剰にとると血中脂質が増加する。不飽和脂肪酸は構造から n-6系，n-3系に分けられ，n-6系は炎症反応や血が固まる反応を促進し，n-3系は逆に炎症反応を抑え，血をサラサラにする作用がある。DHAは母乳の中にも含まれ，脳神経系に多く存在する脂肪酸なので，子どもの神経の発達によい作用をすると考えられている。

　体の中にエネルギー源が増えすぎると，脂肪細胞で脂肪として貯蔵される。食事のとり方が不足すると，体に蓄えられた脂肪がエネルギー源となる。

C.たんぱく質

　たんぱく質は，主菜の主な栄養素で，糖質や脂質と異なり窒素を含んでいて，人体のたんぱく質合成には欠くことができない。20種類のアミノ酸からできており（表4），たんぱく質の種類によって，特有の配列や大きさがある。食物中のたんぱく質はいったんばらばらになってアミノ酸として吸収され，体内で人体用のたんぱく質に作り替えられる。

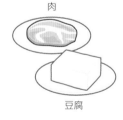
肉

豆腐

　食べ物として摂取する必要のあるアミノ酸を必須アミノ酸とよび，成長期の子どもでは10種類ある。人体のたんぱく質を作り上げるために最適なアミノ酸のバランスがあり，動物性食品はバランスがよいが，大豆以外の豆類や穀類といった植物性食品はバランスが悪い（図3）。このため，動物性食品と組み合わせて食べるとよい。大豆はアミノ酸のバランスがよいため，豆腐，厚揚げ，納豆などは良質のたんぱく質性食品となっている。子どもは肉，魚，大豆といったバランスのよいたんぱく質を食事として十分にとることが重要である。

表4 ● 子どもにおけるアミノ酸の分類

必須アミノ酸	非必須アミノ酸
イソロイシン，スレオニン，トリプトファン，バリン，ヒスチジン，フェニルアラニン，メチオニン，リジン，ロイシン，アルギニン*	アスパラギン，アスパラギン酸，アラニン，グリシン，グルタミン，グルタミン酸，システイン，セリン，チロシン，プロリン

＊　成人の場合はアルギニンが非必須アミノ酸になる。

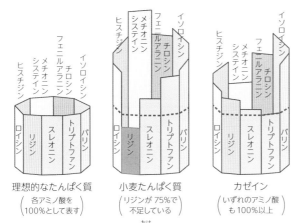

図3 ● アミノ酸スコア★5の桶モデル

カゼインは牛乳の主なたんぱく質。（「エッセンシャル 基礎栄養学」（中屋 豊，宮本賢一／編著），医歯薬出版，2005[3]）より引用）

理想的なたんぱく質
（各アミノ酸を100%として表す）

小麦たんぱく質
（リジンが75%で不足している）

カゼイン
（いずれのアミノ酸も100%以上）

★5　アミノ酸スコア
食品に含まれるたんぱく質の必須アミノ酸について，理想的なアミノ酸バランスのたんぱく質と比べたとき，一番少ないアミノ酸のパーセントをスコアとしたもの。バランスのよいたんぱく質のアミノ酸スコアは100である。

　また，食物中のたんぱく質は，糖質や脂質の摂取量が少ないと，エネルギー源になってしまい，体のたんぱく質合成に使われなくなる。このため，糖質や脂質と組み合わせたバランスのよい摂取が望ましい。

D.ビタミン

　ビタミンは，微量で代謝を調節できる栄養素である。油に溶ける脂溶性と，水に溶ける水溶性に分けられる（表5）。過剰症は，サプリメントの過剰摂取により起こることがある。

1）ビタミンA

　ビタミンAは肝臓に貯蔵されるため，鶏や豚などのレバーに含まれている。動物性食品にはビタミンAそのままの形で含まれているが，植物性食品にはカロテンやクリプトキサンチンなどとして含まれ，人体に入ってからビタミンAに変換される。にんじんやほうれんそうといった植物に含まれるβ-カロテンは黄橙色をしている。

　薄暗いところでの視覚に必要とされるほか，粘膜や角膜に潤いを与える成分を作るのを助け，抵抗力を高めるので，不足すると風邪をひきやすくなる。また，正常な細胞分裂を助けるので，成長に必要なビタミンでもある。過剰にとりすぎると頭痛や吐き気が生じるが，特に妊婦の場合は，胎児の先天性形成異常を起こすことがあるので注意が必要である。

2）ビタミンB1

　ビタミンB1は肉や魚に多く含まれている。エネルギー源となる糖質が体の中で処理されるときに欠かせない。糖質の摂取量が非常に多い場合にビタミンB1が不足すると，子どもの場合はウェルニッケ脳症★6を起こし，脳の発育が悪くなることがある。

★6　ウェルニッケ脳症
嘔吐（おうと），けいれん，意識障害などの症状がある。食事があまりとれていないときにイオン飲料や経口補水液などを多量にとると起こることがある。

表5 ● ビタミン

溶性	ビタミン名	主なはたらき	欠乏症	多く含む食品
脂溶性	ビタミンA	明暗順応，網膜の保護，成長促進	夜盲症，角膜乾燥症，成長阻害	鶏レバー，あなご，卵黄，チーズ（カロテンとして，しそ，にんじん，ほうれんそう，かぼちゃ）
	ビタミンD	腸管や腎臓でのカルシウムとリンの吸収を促進，骨形成の促進	くる病，骨軟化症，テタニー	しらす干し，さけ，さんま，ひらめ，さば，煮干し，まぐろ
	ビタミンE	細胞膜の不飽和脂肪酸を酸化から守る	（起きない）	たらこ，うなぎ，ピーナッツ，卵黄
	ビタミンK	血液凝固，骨形成	血液凝固の遅延，新生児の頭蓋内出血症	納豆，しゅんぎく，こまつな，ほうれんそう，しそ，ブロッコリー
水溶性	ビタミンB$_1$	糖質代謝	脚気（かっけ），ウェルニッケ脳症	豚肉，うなぎ，きなこ，たい，さけ，ゆで大豆，胚芽（米，小麦）
	ビタミンB$_2$	エネルギー代謝などの代謝一般	口角炎，舌炎（ぜつえん）	うなぎ，納豆，卵黄，まいたけ，アーモンド
	ナイアシン	代謝一般	ペラグラ	まぐろ，かつお，鶏肉，さば，ぶり，ピーナッツ
	ビタミンB$_6$	アミノ酸代謝，神経伝達物質生成	皮膚炎，口角炎	にんにく，まぐろ，かつお，鶏肉，さば，納豆
	ビタミンB$_{12}$	アミノ酸代謝，脂質代謝	巨赤芽球性貧血，末しょう神経障害	しじみ，あさり，鶏レバー，卵黄，のり
	葉酸	アミノ酸代謝，核酸代謝，赤血球の成熟	巨赤芽球性貧血，妊娠期は胎児の神経管閉鎖障害	鶏レバー，ほうれんそう，卵黄，納豆，ブロッコリー，いちご
	パントテン酸	エネルギー代謝などの代謝一般	（ほとんど起きない）	鶏レバー，卵黄，納豆，鶏肉，アボカド
	ビオチン	代謝一般	（ほとんど起きない）	レバー，卵黄，えんどう，かき（貝）
	ビタミンC	抗酸化作用，コラーゲン合成	壊血病，出血傾向	赤ピーマン，ピーマン，ゴーヤ，柿，キウイフルーツ，いちご

3）ビタミンD

ビタミンDは魚に多く含まれるので，魚の摂取が少ない子どもは不足がちとなる。作用としては，カルシウムの吸収を高め，骨を丈夫にする。また，皮膚に日光が当たると紫外線によってビタミンDがつくられるので，日光に当たることも重要である。

E. ミネラル（無機質）

ミネラルは無機質ともいう。多量ミネラルと微量ミネラルに分けられる（表6）。体内に多いミネラルは，骨や歯に含まれるカルシウムとリンである。また，骨を作るにはマグネシウムも欠かせない。リンは多くの食品に含まれているので不足することはほとんどないが，カルシウムは不足がちになるので，牛乳・乳製品や緑黄色野菜から積極的にとる。

鉄は微量ミネラルのなかで不足しがちなうえ，成長期に欠かせない栄養素である。緑黄色野菜に多く含まれるが，植物由来のものは非ヘム鉄といって吸収されにくい。しかし肉や魚には吸収率の高いヘム鉄が多く，特に赤身肉には多くのヘム鉄が含まれている。

表6●ミネラル

名称			主なはたらき	欠乏症	多く含む食品
多量	カルシウム	(Ca)	骨や歯の成分，骨量の維持，細胞内情報伝達	くる病（子ども），骨軟化症（成人），骨粗しょう症，動脈硬化	牛乳，ヨーグルト，チーズ，こまつな，みずな，ひじき，豆腐
	マグネシウム	(Mg)	骨や歯の成分，酵素作用を助ける，筋肉の収縮	嘔吐（おうと），眠気，脱力感，（まれに）筋肉のけいれん	油揚げ，納豆，オクラ，煮干し，ごま，ピーナッツ
	リン	(P)	骨や歯の成分，ATPの成分	（不明）	チーズ，卵黄，ロースハム，冷凍ピラフ
	ナトリウム	(Na)	体内水分の調節，浸透圧やpHの維持	（腎機能が正常ならばなし）	カップめん，梅干し，しらす干し，生ハム
	カリウム	(K)	浸透圧やpHの維持，筋肉の収縮	〔ナトリウム排泄（はいせつ）量の減少〕	アボカド，納豆，さといも，ほうれんそう，さつまいも，バナナ
微量	鉄	(Fe)	酸素の運搬，酵素の構成要素	貧血，運動機能や認知機能の低下，無力感，食欲不振	赤身肉，豚レバー，卵黄，あさり，納豆，油揚げ，煮干し，ココア
	亜鉛	(Zn)	酵素作用を助ける，たんぱく質機能の正常化	味覚障害，皮膚炎，慢性下痢，免疫や神経機能障害	かき（貝），牛赤身肉，煮干し，ココア
	銅	(Cu)	ヘモグロビン合成，エネルギー代謝に必要	貧血，白血球減少，成長障害，毛髪の色素脱失	牛レバー，ココア，かき（貝），納豆，えび，カシューナッツ
	ヨウ素	(I)	甲状腺ホルモンの構成要素	甲状腺腫，甲状腺機能低下	こんぶなどの海藻類，魚介類，寒天
	セレン	(Se)	抗酸化酵素の構成要素，甲状腺ホルモン代謝に関与	心筋障害	魚介類，卵黄
	マンガン（Mn），クロム（Cr），モリブデン（Mo）など				

F. 食物繊維

　食物繊維（表7）と糖質を合わせて炭水化物とよぶ。食物繊維は人間の消化酵素では分解されず，エネルギーにはならない。しかし，大腸にいる腸内細菌のエサとなるのでプレバイオティクス★7である。腸内細菌は人間にビタミンや少しのエネルギーを補給し，また，食物繊維をエサにする細菌は有害な細菌の繁殖を抑える役割もする。

　食物繊維は，糞便のカサを増やすことによって大腸の運動を正常にし，スムーズな排便を助け，ブドウ糖，中性脂肪，コレステロールなどの吸収を穏やかにする作用もある。

★7　プレバイオティクス
腸内細菌を育てるものをいい，食物繊維や難消化性オリゴ糖などが含まれる。

表7●食物繊維の種類と機能

	種類	機能	主に含む食品
不溶性	セルロース，ヘミセルロース，リグニン，イヌリン	糞便の量を増やす，便通改善	大豆，小豆（あずき），小麦ふすま，きのこ類，ナッツ類，ごぼう，ほうれんそう，ブロッコリー，とうもろこし
水溶性	ペクチン，β-グルカン，アルギン酸ナトリウム，アガロース，難消化性デキストリン	食後の血清コレステロールや血糖値上昇を抑える	納豆，オートミール，ライ麦パン，アボカド，ごぼう，にんじん，かぼちゃ，さつまいも，いちじく，いちご

サプリメント

　栄養素や特定の機能性成分だけを錠剤や粉末・飲み物の形にしたもので，食事の不足を補うために利用する。一種類の成分だけが入ったもの，多種混合のもの，年齢層に合わせたものなど，たくさんの種類がある。しかしながら，子どもには基本的には必要ない。まずはバランスのとれた食事をとるようにすることが大切

である。なお，カルシウムや鉄が添加された菓子や飲料も市販されているので，間食（おやつ）などに，それらを上手に取り入れることを考慮してもよい。

フードファディズム

　寒天が健康によいとテレビで流れると，翌日，スーパーマーケットの寒天の棚がからになる，といったことがよくある。今はたくさんの食品成分の機能が明らかにされ，やせる，美肌になる，血糖値や血圧が下がるといった作用がマスコミによく登場する。あの人に効いているから，私も試さなきゃ，と思うのはふつうの心の動きである。

　しかし，その人は自分と全く同じ生活をしているだろうか？ もっと若かったり，もっと太っていたり，いろいろと条件が異なる。条件が全く同じ人間がいるわけではないのだから，「効果が人によって異なる」というテロップが一番信頼できるかもしれない。そして，次から次に"効果"のある食べ物や食べ方が放映されるので，ある意味，一つの食品に偏らなくてよいかもしれない。食べ物は本来，劇的な効果を生むものではない。バランスのよい食事をとるように気をつけよう。

G. 水分

　成人の体の60％は水分で，毎日2Lくらいが尿便と汗，肺からの蒸気となって出ていく。生まれたての赤ちゃんは80％が水分であり，乳汁を飲むことによって水分を補給している。食事をとるようになると，食べ物，飲み物から水分を補給する。

　子どもはもともと水分量が多く，成人よりも代謝が盛んである。さらに，体の大きさに対して皮膚の面積が広いなどの理由から，体重当たりの水分の必要量が成人の2倍であるといわれているので，十分な水分がとれるように配慮する必要がある。

H. 水分補給

1）軟水と硬水

　水は，ミネラルが含まれる量によって，軟水，硬水に分かれる。日本の水は軟水であまりミネラルが含まれていないので，ヨーロッパ土産のティーパックを使うと渋すぎて飲めないといったことも起こる。

2）嗜好飲料

　嗜好飲料のうち，イオン飲料は体によさそうな印象があるが，ジュースほどではないものの，糖類が入っているものがある。甘いものを飲むと食欲が落ちるのが子どもでは問題となる。このため，麦茶や水が水分補給には適している。また，経口補水液は暑さや下痢などによる脱水のときにとるもので，飲んでも予防には

●脱水→
第11章■-A-1)

ならない。

3) 乳児用調製粉乳

　硬水を使って乳児用調製粉乳を溶かすと，乳児はまだ内臓機能が十分に発達していないので消化不良を起こしたり，腎臓に負担がかかってしまうことがあるので，軟水を使うようにする。

文献

1）熊倉功夫：1. 日本の伝統的食文化としての和食.「和食―日本人の伝統的な食文化」（熊倉功夫／編），pp3-12, 農林水産省, 2012（https://www.maff.go.jp/j/keikaku/syokubunka/culture/pdf/all.pdf）

2）「子どもの食と栄養 改訂第2版」（児玉浩子／編），中山書店, 2018

3）「エッセンシャル 基礎栄養学」（中屋　豊, 宮本賢一／編著），医歯薬出版, 2005

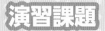

昨日の食事や間食（おやつ）をすべて書き出してみよう。

● 目的

①自分の食事をふりかえり，食事バランスガイドを参考に，食事のバランスをチェックする。

②大人の食事から子どもの食事を考える。

● 進め方（方法）

1）4つのおさら（→p24）では量的な情報が入らないので，食事バランスガイド（→巻末付録❷）に基づいて料理を分類し，量をカウントしてみよう。

2）果物や乳製品はとれているだろうか？ 果物はビタミンC，乳製品はカルシウムの給源となる。

3）就寝前2時間以内に食べたり，朝食を抜いたりすると太りやすくなる。食べた時間も記入しよう。

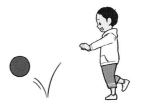

食の支援を保育現場から ❷

五感とうんち

　「食」について問題がある家庭の支援計画を立てる
うえで，栄養に関しての基礎知識をもつことは保育
士にとっても重要です。しかし，子どもたちに五大
栄養素を覚えさせたり，栄養に関する知識を教え込
んでも意味はありません。では，バランスのとれた
食事を子どもたちに学んでもらうには，どのような
ポイントに気をつければよいのでしょうか？

　私の保育園では，「五感」を通してバランスのとれ
た食品を意識してもらうという視点を大切にしてい
ます。まずは「食の主人公は自分である」というこ
とに気づいてもらうところからスタートです。「五
感」は自分がもっている最も大事な「食の道具」で
す。「見てわかる」「においをかいでわかる」「音でわ
かる」「さわってわかる」，こんな体験が増えること
は，結果的にさまざまな栄養をとることにもつなが
りますし，楽しい栄養の基礎知識を得ていく土台に
もなるでしょう。

　そして，五感のなかでも味覚は重要です。口に入

れたものを自分がどのように感じたか，言葉で表現
できるようになると，子どもの食事へのかかわり方
がダイナミックに変化します。「甘い」「塩辛い」
「すっぱい」「にがい」といった「言葉」と「自分の
感覚が体験と結びつく」ことは，それだけで生きる
力がついたといえるくらいの意味があります。

　また，自分のカラダを通して学ぶという意味で
は「うんち」と友だちになることもおススメです。
便というだけあって「うんち」はカラダからの「お
便り」です。バナナみたいなうんち，コロコロした
うんち，硬かったりやわらかかったりするうんち
……そんなうんちをただの汚いものととらえずに，
自分のカラダに興味をもち，自分の健康状態を知っ
たり，生活習慣を整えるために活用したいものです。

　このように，栄養に関する話を子どもたちに伝え
ていくには，知識を言葉で伝えるよりも，体を通し
て経験や体験で伝えていくことがポイントです。

第3章
栄養に関する制度

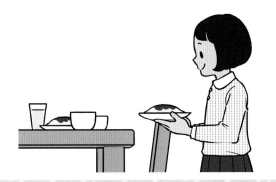

point

☑ 1日に何をどれだけ食べればよいか，必要なエネルギーおよび栄養素の基準が定められている食事摂取基準について理解する。

☑ 子どもの献立は，単にエネルギーや栄養素の必要量を満たすだけではなく，調理方法，切り方，衛生管理など，さまざまな工夫が必要であることを理解する。

☑ 増加し続ける外食や市販食品の利用に対応するため，食品表示の見方を理解する。

乳幼児の食生活

心と体の健全な
発育・発達

味覚，食嗜好，
将来の食習慣
の基礎形成

将来の
生活習慣病
発症予防

乳幼児には適切な食事を
提供することがきわめて重要

↓

日本人の食事摂取基準の学び
エネルギー，栄養素の指標

↓

献立と調理の基本の学び
衛生管理　食品表示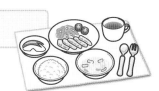

①日本人の食事摂取基準

A. 食事摂取基準とは

　近年，科学的根拠の乏しい偏ったダイエット法やいわゆる健康食品などがメディア等で話題にのぼることが多いが，私たちが健康を維持・増進するために，そして子どもが健全に発育していくためには，1日に何を，どれだけ食べればよいのだろうか。その基準を，科学的根拠に基づき，エネルギーおよび栄養素レベルで示しているのが日本人の食事摂取基準★1である。

　栄養素については，たんぱく質，脂質，炭水化物（糖質＋食物繊維），ビタミン，ミネラル（無機質）の基準が示されており，栄養素に応じて「推定平均必要量」「推奨量」「目安量」「耐容上限量」「目標量」の5種類の指標が設定されている。これらの指標の関連を図1に示した。

　年齢区分は，1〜17歳を小児，18歳以上を成人，65歳以上を高齢者としている。また，年齢とは別に，妊娠期や授乳期は体重増加や母乳の分泌が考慮され，それぞれに付加量が設定されている。

★1　日本人の食事摂取
　　基準
日本人の食事摂取基準は健康増進法に基づき厚生労働大臣が定めるもので，5年ごとに改定されている。基準の数値は，個人差を一つの数値で表すことが難しいため，科学的根拠に基づき，確率的な考え方で策定されている。

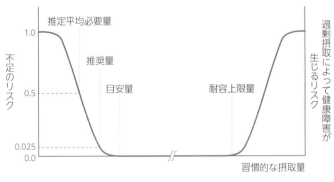

図1 ● 食事摂取基準の各指標（推定平均必要量，推奨量，目安量，耐容上限量）を理解するための概念図

- 縦軸は，集団において不足状態にある者または過剰摂取によって健康障害を生じる者の割合を示す（個人の場合は不足または過剰によって健康障害が生じる確率を示す）。
- 推定平均必要量は，集団に属する50％の人が必要量を満たすと推定される摂取量である。
- 推奨量は，集団に属するほとんどの人（97〜98％）が必要量を満たすと推定される量である。
- 目安量は，推定平均必要量・推奨量を算定するのに十分な科学的根拠が得られない場合に用いられ，集団において不足の状態がほぼみられない量である。
- 耐容上限量は，過剰摂取による健康障害を予防する観点から，ほとんどすべての人に健康上悪影響を及ぼす危険のない習慣的な摂取量の上限の量である。推奨量以下を摂取した場合には摂取不足による，あるいは耐容上限量以上を摂取した場合には過剰摂取による健康障害が生じる潜在的なリスクが存在することを示す。そして，推奨量と耐容上限量との間の摂取量では，不足のリスク，過剰摂取による健康障害が生じるリスクともに0（ゼロ）に近いことを示す。
- 目標量（概念が異なることから図1に示されていない）は，生活習慣病発症予防のために，現在の日本人が目標とすべき摂取量を示す。

（「日本人の食事摂取基準（2020年版）「日本人の食事摂取基準」策定検討会報告書」（厚生労働省），2019[1]より引用）

B. 推定エネルギー必要量とは

推定エネルギー必要量とは，1日に必要とされるエネルギー量を計算により求めたものである。成人の推定エネルギー必要量は，次式により算定される。

● 成人の推定エネルギー必要量[★2]

成人の推定エネルギー必要量(kcal/日)＝基礎代謝量(kcal/日)×身体活動レベル

基礎代謝量とは，覚醒状態で必要な最小限のエネルギーであり，体重・体組成，年齢，性などで変わる。体重は重いほど，体組成は筋肉量が多いほど，基礎代謝量（kcal/日）が大きい。年齢は，一般に低年齢ほど成長・発達に伴う体内の代謝が活発なために，体重当たりの基礎代謝基準値（kcal/kg体重/日）は大きい。身体活動レベルは，活動内容と活動時間の代表例などから推定し，低い場合は1.50，ふつうの場合1.75，高い場合2.00を用いる。

実際に摂取した食品のエネルギー摂取量は，食品に含まれる脂質，たんぱく質，糖質のそれぞれについて，エネルギー換算係数（それぞれの栄養素が1g当たりに産生するエネルギー量）を用いて算定したものを合計して求める。エネルギー換算係数の概数として用いられるのがAtwater係数（たんぱく質，脂質，糖質それぞれ，4，9，4 kcal/g）である。

エネルギー摂取の過不足を測る指標として，18歳以上では体格指数（BMI[★3]：Body Mass Index）の目標とする範囲が提示されている。エネルギーの過不足は，体重の変化またはBMIを用いて評価する。

● BMI計算式

$$BMI(Body\ Mass\ Index：体格指数)=\frac{体重(kg)}{身長(m)^2}$$

乳児や小児については，BMIではなく，成長曲線（乳児身体発育曲線）のカーブに沿って増加しているか，成長の経過を定期的に観察して評価する。

② 献立作成・調理の基本

A. 献立作成・調理法

1）献立作成の基本

献立とは，1回の食事を構成する料理や食品の組み合わせのことをいう。献立は，「日本人の食事摂取基準」を参考として，子どもの性，年齢，発育・発達状況，栄養状態，生活状況などの特性に応じて作成する[★4]。たんぱく質，脂質，炭水化物の総エネルギーに占める割合（エネルギー産生栄養素バランス）は，たん

★2　成人の推定エネルギー必要量
身体活動レベルがふつうである20歳の女性では，1,110×1.75＝1,942.5 kcal/日となる。子どもの場合はこの式に組織増加分（エネルギー蓄積量）を加える。

● 参照体重における基礎代謝量→巻末付録❻
● 身体活動レベル別にみた活動内容と活動時間の代表例→巻末付録❼

★3　BMI
成人の体格（身長と体重のバランス）を示す目安になるもので，食事摂取基準では，目標とするBMIの範囲を18〜49歳は18.5〜24.9 kg/m²としている。

● パーセンタイル身長・体重成長曲線→巻末付録❸
乳児身体発育曲線→巻末付録❶

★4　献立作成
給食の献立作成は主に管理栄養士や栄養士が行う。子どもの健康状態および栄養状態に特に問題がないと判断される場合であっても，基本的にエネルギー，たんぱく質，脂質，ビタミンA，ビタミンB₁，ビタミンB₂，ビタミンC，カルシウム，鉄，ナトリウム（食塩），カリウムおよび食物繊維について考慮するのが望ましい[2)]。

● エネルギー生産栄養素バランス→巻末付録❾

ぱく質13～20％，脂質20～30％，炭水化物50～65％の範囲になることを目安としている。

◉ 料理の選び方

献立を作成する際には，各栄養素を多く含む食品群から使用する食品を選び，主食，主菜，副菜などの料理を決める。場合によって主食・主菜・副菜の2～3区分を兼ねた複合料理（シチュー，カレーライス，親子どんぶりなど）も提供できる。汁物は1品つけることによって献立が豊かになり，汁の具を変えることで季節感も出る。献立でビタミン，ミネラル，食物繊維の不足があれば，果物や乳製品，あるいはこれらを使用したデザートを加えることで栄養バランスを整える。

◉ 食事バランスガイド

栄養バランスのとれた献立を作成するためには，1日にとる料理ごとの目安量を示した食事バランスガイド◉に沿って料理を選択するとよい。

食事バランスガイドとは，1日に「何を」「どれだけ」食べたらよいのかについて，主食，副菜，主菜，牛乳・乳製品，果物の5つの料理区分別に示したものである。各料理の1回あたりの標準量を「○つ（サービング：SV）」という単位で数える。イラストはコマをイメージしており，摂取量が多い料理区分が上から順に配置されている。1日に，5つの料理区分からバランスよく摂取できなければコマが倒れてしまう。また，十分な水分を軸に回転（運動）することで，健康な生活が送れることを表している。

厚生労働省および農林水産省が作成した食事バランスガイドは学童期～成人向けであるが，東京都が幼児向け食事バランスガイドを作成している◉。東京都幼児向け食事バランスガイドに示された料理および料理例の量の目安を表1，表2に示した。

◉ 料理の組み合わせ

料理の組み合わせでは，食品の色合い（赤，緑，黄色，白，黒など）を豊富にすることや，調理法（煮る，焼く，揚げるなど）が各料理で重ならないように配慮する。

さらに献立作成にあたっては，季節感や地域性などを考慮し，品質がよく，幅広い種類の食品を取り入れるように努めること，また子どもの咀嚼や嚥下機能，食具使用の発達状況などを観察し，その発達を促すことができるよう，食品の種類や調理方法に配慮するとともに，子どもの食に関する嗜好や体験が広がり，かつ深まるよう，多様な食品や料理の組み合わせにも配慮することが求められる。

その他，予算，調理人員，施設設備，調理時間，食事環境なども考慮して献立を作成する。

◉食事バランスガイド→
巻末付録㉓

◉東京都幼児向け食事バ
ランスガイド→巻末付
録㉕

表1 ● 東京都幼児向け食事バランスガイドの各料理区分における目安量と摂取のポイント

料理区分		1つ（SV）の基準	料理と量の目安	摂取のポイント
主食	ご飯，パン，めん・パスタなどを主材料とする料理（主に糖質とエネルギー供給源）	主材料に含まれる糖質が約40 g	1日3〜4つ《0.5つ（SV）》 ロールパン1個，クロワッサン1個，フランスパン1切（35 g）《1つ（SV）》 食パン6枚切1枚，ロールパン2個，クロワッサン2個，ご飯（子ども用茶碗）1杯（100 g），おにぎり中1個，丸もち2個，コーンフレーク（50 g），いなり寿司2個	・幼児は，朝・昼・夕食の3食だけでは1日分の量が不足しがちなので，間食（おやつ）で補給するのが望ましく，主食であるおにぎり・もち・サンドイッチなどがお勧めである。 ・菓子パン（メロンパンやクリームパンなど）は，主食ではなく，菓子である。
副菜	野菜，いも，豆類（大豆を除く），きのこ，海藻などを主材料とする料理（主にビタミン，ミネラル，食物繊維の供給源）	主材料の重量が約70 g	1日4つ《1つ（SV）》 野菜サラダ（大皿），酢の物，あえ物，お浸し（小鉢），具だくさん汁（椀）《2つ（SV）》 根菜煮物（中鉢），いもの煮物（中鉢），野菜いため（中皿）*大人の場合，70 gに満たない付け合わせの野菜や汁の具などを1つ（SV）と数えないが，幼児の場合，量の少ない野菜は合計して70 gで1つ（SV）と数える。	・生野菜に偏らないように，加熱した野菜料理も工夫する。 ・根菜やいもの入っている野菜料理や油を使った野菜いためは2つ（SV），それ以外は1つ（SV）とおおまかに理解するとよい。 ・マヨネーズ・ドレッシング・いため物などの油を使いすぎないようにする。 ・旬の食材を活用し，食卓に季節感を盛り込む。 ・味付けが濃くならないように注意する。 ・野菜ジュース（100％）は，飲んだ重量の半分として扱う。
主菜	肉，魚，卵，大豆および大豆製品などを主材料とする料理（主に，たんぱく質，脂質，エネルギー，鉄の供給源）	主材料に含まれるたんぱく質が約6 g	1日3つ《1つ（SV）》 卵1個，ハム2枚（40 g），ウインナー2本（45 g），ベーコン2枚（45 g），はんぺん1枚（60 g），ちくわ50 g，かまぼこ50 g，豆腐1/3丁，納豆小鉢1杯，油揚げ1枚，エビフライ1個《2つ（SV）》 刺身（60 g），焼き魚1切れ，魚の天ぷら（60 g），煮魚1切れ（60 g）《3つ（SV）》 ハンバーグ，豚肉の生姜焼き，鶏肉のから揚げ（90〜100 g）	・油脂類が多い料理は少なめにする。 ・食事バランスガイドコマの料理の写真のうち，薄くなっている部分は，残すことを意味しているわけではない。半分や3分の1表記の料理の写真も「1つ（SV）分の量」を表している。大人の標準的な量で作ると魚料理は2つ（SV）分，肉料理は3つ（SV）分になることをおおまかに理解する。
牛乳・乳製品	牛乳，ヨーグルト，チーズなど（主にカルシウム，たんぱく質，脂質の供給源）	主材料に含まれるカルシウムが約100 mg	1日2つ《1つ（SV）》 牛乳コップ半分（90 mL），ヨーグルト1個（100 g），スライスチーズ1枚（20 g）《2つ（SV）》 牛乳コップ1杯（180 mL），飲むヨーグルト1杯（180 mL）	・毎日コップ1杯の牛乳を目安にする。水代わりに飲むと，エネルギー・脂肪のとりすぎになるので注意する。朝食や間食（おやつ）に取り入れるとよい。
果物	果実（主に，ビタミンC，カリウムなどの供給源で，食物繊維，水分も多い）	主材料の重量が約100 g	1日1〜2つ《1つ（SV）》 みかん1個，キウイフルーツ1個，バナナ1本，柿1個，イチゴ6個，りんご1/2個，なし1/2個，桃1個，ぶどう半房，果汁100％ジュースコップ1杯（200 mL）	・果汁100％ジュースは果物に数えるが，それ以外のジュースは嗜好（しこう）飲料として扱う。 ・果汁100％ジュースは，飲んだ重量の半分量の「果物」として取り扱うが，果物に比べてビタミンや食物繊維が少なく，多くの量を摂取してエネルギーの過剰にならないよう，1つ（SV）（200 mL）くらいまでにして，残りは果物を食べるように勧める。 ・果物の缶詰は，生の果物に比べて食物繊維などが少なく，砂糖が多く含まれているため，菓子として扱う。 ・多くの量を摂取してエネルギーのとりすぎにならないように注意する。

（「東京都幼児向け食事バランスガイド指導マニュアル」（東京都福祉保健局），2006[3]を参考に作成）

表2 ● 東京都幼児向け食事バランスガイドのコマに掲載した料理例〔単位：つ（SV）〕

	主食		副菜		主菜		牛乳・乳製品		果物	
朝食	食パン （6枚切り）	1	レタスときゅうりの サラダ	1	目玉焼き	1	牛乳 （1/2本）	1		
昼食	かけうどん （おとなの半分）	1	切り干し大根の煮物	1	鶏肉のから 揚げ（1ケ）	1				
間食 （おやつ）							ヨーグルト	1	みかん	1
夕食	ご飯 （子ども用茶碗1杯分）	1	こまつなのいため物 根菜のみそ汁	1 1	さんまの塩 焼き（1/2本）	1			なし	1
計	3		4		3		2		2	

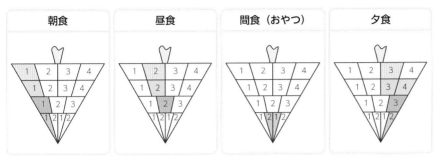

（「東京都幼児向け食事バランスガイド指導マニュアル」（東京都福祉保健局），2006[3)]より引用）

2）調理法

　調理には，①有害物や不要物を除き，食品衛生的に安全な状態にする，②体内での消化・吸収性を高める，③食品をおいしくする，④風味や外観をよくして食欲を高める，⑤食物の貯蔵性を高める，などの目的がある。

　調理は主に，下ごしらえ作業にあたる非加熱調理と，仕上げ作業となる加熱調理に分けられる（表3）。加熱調理はさらに，水を使って加熱する湿式加熱と，水を使わず油などを使って加熱する乾式加熱，マイクロ波により食品自体を発熱させる誘電加熱に分けられる。同じ食品でも調理方法によって大きさ，硬さ，食感などが異なるため，子どもの咀嚼機能や摂食行動などの発達状況に応じて選択する。

表3 ● 調理方法の分類

非加熱調理		洗う，切る，漬ける・浸す，混ぜる・あえる・泡立てる，のばす，ミキサーにかける，絞る，おろす，冷凍・冷蔵・解凍など
加熱調理	湿式加熱（水を使う）	ゆでる，煮る（煮汁に調味料を加え，煮汁も料理の一部とする調理法），蒸す，炊飯，圧力調理など
	乾式加熱 （水を使わず油などを使う）	焼く（オーブン・グリル，フライパン），いためる，揚げる，いる，いぶすなど
	誘電加熱（マイクロ波加熱），誘導加熱	電子レンジ，IH

3）だし

　だしとは，煮出汁の略で，だし汁ともよぶ。動植物食品のうま味成分を水に溶け出させたもので，塩，みそ，しょうゆ，酢，みりん，砂糖などの調味料と合わ

せて用いることで，料理の味を向上させる。植物性のものは精進だしといい，こんぶ，干ししいたけ，かんぴょうなどから，動物性ではかつお節，さば節，干し魚介，鳥ガラなどからだしをとる。だしは2種類以上組み合わせることで味の相乗効果[★5]が生まれる。日本料理では，かつお節とこんぶからとっただしがよく使われる。煮立たせずにとった一番だしは最も上等で吸物とし，煮立たせてとる二番だしは煮物，みそ汁など用途が広い。総菜用には一般に小いわしの煮干しだしが用いられる。

近年は前述のような天然だしではなく，顆粒だしが用いられることも多い。しかし，幼い頃は味覚が育っていく時期でもあるため，天然のだしをていねいにとった薄味仕立ての給食を友だちや保育士と一緒に味わいながら食べることで，子どもたちの味覚が育まれていくと考えられる。

★5 うま味の相乗効果
味の相互作用（後述）の一種に相乗効果があり，2種類のうま味（だし）を混ぜると，よりいっそううま味が強くなる。うま味の強いだしを用いると，汁物の塩分（みそやしょうゆの量）を控えてもおいしく感じる。

> **味の相互作用**
> 味の相互作用には，対比効果，抑制効果，相乗効果，変調効果がある。対比効果は，甘味に塩味を加えて甘くする（すいかに塩をかけたり，しるこに塩を加えたりすると，甘味を強く感じる），甘味の後に酸味を食すと酸味が増す（ようかんの後にみかんを食べると酸っぱく感じる）などのように，違う味を混ぜたときに，どちらかの味が強く感じられる現象をいう。抑制効果には，苦み＋甘味（コーヒーに砂糖を加える），酸味＋甘味（レモンに砂糖をかける），酸味＋塩味（魚の塩焼きにレモンやかぼす汁をかける）などがあり，いずれも一つまたは両方の味が弱められる。

4）配膳のしかた

給食の配膳は，和食の配膳を基本に並べる。ご飯などの主食は左側，汁物は右側，おかずは奥（主菜は皿の右側，副菜は皿の左側），はしやスプーンは手前に，持ち手が右側になるよう，向きに注意しながら置く（図2）。

> **あしらい**
> 刺身のつま（だいこんのせん切り）や薬味（わさびやしょうが），焼き魚に添えられるだいこんおろしなどのように，盛り付けを美しく引き立てるとともに，消化を助けて生臭みを消す役割を果たす。
>
> **和風と洋風での配置の違い**
> 洋食でも，「一汁三菜」を基本として組み合わせた献立の場合は，配膳の位置は和食と共通する。ワンプレートやコース形式の場合，料理が載った皿を正面，その左側にフォーク，右側にナイフを配置する。

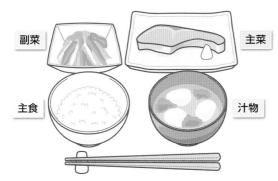

図2 ● **各料理の基本配置**

主菜　副菜　主食　汁物

★6　添加物
食品添加物は，食品の製造過程または食品の加工後に加えられる。食品の形を作ったり，独特の食感をもたせる（豆腐用凝固剤，膨張剤，かんすい，乳化剤，ゲル化剤，安定剤など），色でおいしさを演出する（着色料，発色剤，漂白剤など），味と香りを良くする（甘味料，酸味料，調味料，香料など），食品の品質を保つ（保存料，酸化防止剤，防カビ剤など）等の目的で用いられる。

5) 食品表示の見方

食品の表示基準は，食品衛生法，JAS法，健康増進法などの法律により定められていたが，これらが一元化され，2015（平成27）年4月から食品表示法が施行された。管轄は消費者庁であり，原則として，すべての消費者向けの加工食品および添加物★6に栄養表示をすることが，食品関連事業者に義務づけられた。

● 栄養成分

容器包装に入れられた加工食品や添加物には，エネルギーおよび栄養成分の含有量が表示されている。表示が義務づけられている栄養成分には，熱量（エネルギー），たんぱく質，脂質，炭水化物，ナトリウム（食塩相当量に換算したもの）がある。表示が推奨されている栄養成分には飽和脂肪酸，食物繊維があり，任意で表示されている栄養成分として，ミネラル（亜鉛，カリウム，カルシウムなど），ビタミン（ビタミンA，ビタミンB_1，ビタミンCなど）等がある。

● 食物アレルギー

近年，乳幼児から成人に至るまで，特定の食物が原因でアレルギー症状を起こす人が増え，重篤なアナフィラキシーショックを起こす人も年々増加しているため，2002（平成14）年4月から，容器包装された加工食品にはアレルゲン★7を表示することになった（表4）。

なお，給食や間食（おやつ）に加工食品を使用する場合には，原材料表示をよく確認し，原材料の確認のとれないものは使用するべきではない[4]。食物アレルギーの子どもに対応した除去食を調理する際には，除去する食品が混入しないように，調理施設内の作業動線や作業工程，配膳に留意する。また，保育所職員に

栄養成分表示の例

● 1食分当たりで表示した例

栄養成分表示 1食分 (245 g) 当たり	
熱量	434 kcal
たんぱく質	11.2 g
脂質	13.0 g
炭水化物	68.0 g
食塩相当量	2.4 g

● 100 g 当たりで表示した例

栄養成分表示 100 g当たり	
熱量	177 kcal
たんぱく質	4.6 g
脂質	5.3 g
炭水化物	27.8 g
食塩相当量	1.0 g

※熱量はエネルギーと表示できる。

● アナフィラキシー→第12章★1

★7　アレルゲン
アレルギーの原因物質。食物アレルギーでは主にたんぱく質である。

表4 ● **表示されるアレルゲン**

必ず表示される8品目（特定原材料）	えび，かに，くるみ*1，小麦，そば，卵，乳，落花生（ピーナッツ）
表示が勧められている20品目（特定原材料に準ずるもの）	アーモンド，あわび，いか，いくら，オレンジ，カシューナッツ，キウイフルーツ，牛肉，ごま，さけ，さば，大豆，鶏肉，バナナ，豚肉，マカダミアナッツ*2，もも，やまいも，りんご，ゼラチン

＊1　くるみの表示義務化については経過措置期間が設けられており，完全施行は2025年4月1日からとなる。
＊2　2023年度改正により「特定原材料に準ずるもの」について，マカダミアナッツの追加，まつたけの削除が行われる予定。

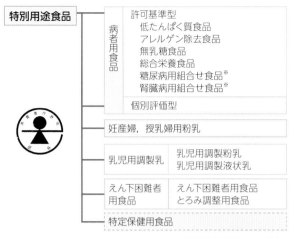

図3 ● 特別用途食品

2020年6月1日現在。(「特別用途食品とは」(消費者庁)[5]より引用)

よる誤食予防の体制づくり(知識の習熟,意識改革,役割分担と連携など)が必須である。

● 特別用途食品

特別用途食品とは,乳児の発育や,妊産婦,授乳婦,嚥下困難者,病者などの健康の保持・回復などに適するという特別の用途をもった食品である(図3)。特別用途食品として食品を販売するには,その表示(特別用途表示)について消費者庁長官の許可を受けなければならない。

● 保健機能食品

保健機能食品には,機能性表示食品,特定保健用食品,栄養機能食品の3種類がある(表5,図4)。

国が定めた安全性や有効性に関する基準などに従って食品の機能が表示されている食品であるが,医薬品とは異なり,多量摂取により疾病が治癒したり,より

表5 ● 保健機能食品の分類

機能性表示食品	事業者の責任において,科学的根拠に基づいた機能を表示した食品。販売前に,安全性および機能の根拠に関する情報などが消費者庁長官へ届け出られたもの。トクホとは異なり,消費者庁長官の個別の許可を受けたものではない。製品には,「届出番号」が表示されている。
特定保健用食品 (トクホ)	健康の維持増進に役立つことが科学的根拠に基づいて認められ,「コレステロールの吸収をおだやかにする」などの表示が許可されている食品。表示されている効果や安全性については国が審査を行い,食品ごとに消費者庁長官が許可している。製品には,許可マークと許可表示が表示されている。
栄養機能食品	1日に必要な栄養成分(ビタミン,ミネラルなど)が不足しがちな場合,その補給・補完のために利用できる食品。すでに科学的根拠が確認された栄養成分を一定の基準量含む食品であれば,特に届出などをしなくても,国が定めた表現によって当該栄養成分の機能を表示することができる。製品には,「栄養機能食品(○○)」が表示されている(○○は,「亜鉛」,「ビタミンA」,「ビタミンB₁」,「ビタミンB₂」などの栄養成分の名称)。

(「知っておきたい食品の表示」(消費者庁),2020[6]より一部抜粋して引用)

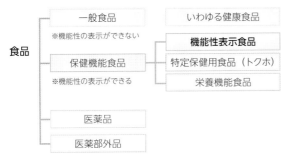

図4●食品の分類と機能性表示
（「表示を確認して，保健機能食品を適切に利用しましょう」（消費者庁リーフレット）[7]より引用）

健康が増進したりするものではない。必ず「1日当たり1粒」や「1日当たり1本」といった摂取目安量の表示を確認し，1日の摂取目安量を守る必要がある。

　なお，パッケージには摂取するうえでの注意事項や事業者の連絡先のほか，「食生活は，主食，主菜，副菜を基本に，食事のバランスを」と表示することも義務づけられている。

B.食中毒予防と衛生管理

1）手洗い

　手洗いのタイミングは，トイレに行った後，調理施設に入る前，料理の盛り付けの前，次の料理作業に入る前などに行う。汚れの残りやすいところとして，指先，指の間，つめの間，親指のまわり，手首などがある。

2）衛生管理

　保育所[★8]における食事は，安全，安心が基本である。安全性の高い品質管理に努めた食事を提供するため，食材，調理食品の衛生管理，保管時や調理後の温度管理の徹底，施設・設備の衛生面への留意と保守点検，検査，保存食の管理を行い，衛生管理体制を確立させることが必要である。

　児童福祉施設などでは，「大量調理施設衛生管理マニュアル」[8]に基づいた衛生管理体制を徹底することとされている。各調理工程は標準作業手順に基づき作業を進め，原材料・温度・時間などを確認し記録することが重要である。

3）食中毒予防の3原則

　食中毒予防の3原則は，食中毒菌を「付けない」「増やさない」「やっつける」であり，調理が終了した食品は速やかに提供できるような工夫が必要である。調理後の食品は，調理終了後から2時間以内に食べることが望ましい。調理後ただちに提供されない食品は，病原菌の増殖を抑制するために，10℃以下または65℃以上で管理する。

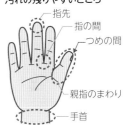

汚れの残りやすいところ
指先
指の間
つめの間
親指のまわり
手首

★8　保育所
本書で保育所と示しているのは，保育園，認定こども園なども含む。

また，食事介助にあたる保育者についても，調理従事者に準じた衛生管理・健康管理への配慮が求められる[9]。さらに，子ども自身が衛生的に配慮された食事であることを認識でき，自分でも衛生面に気をつけられるようになることをめざした指導計画が求められる。特に，子どもが調理や配膳をする場合は，衛生面，安全面に十分に留意する。

文献

1）「日本人の食事摂取基準（2020年版）「日本人の食事摂取基準」策定検討会報告書」（厚生労働省）（https://www.mhlw.go.jp/content/10904750/000586553.pdf），2019

2）「児童福祉施設における「食事摂取基準」を活用した食事計画について」（厚生労働省）（https://www.mhlw.go.jp/hourei/doc/tsuchi/T200416N0030.pdf），2020

3）「東京都幼児向け食事バランスガイド指導マニュアル」（東京都福祉保健局）（http://www.fukushihoken.metro.tokyo.jp/kensui/ei_syo/youzi.files/youjishidou_manual.pdf），2006

4）「保育所におけるアレルギー対応ガイドライン」（厚生労働省）（https://www.mhlw.go.jp/bunya/kodomo/pdf/hoiku03.pdf），2011

5）「特別用途食品とは」（消費者庁）（https://www.caa.go.jp/policies/policy/food_labeling/health_promotion/pdf/food_labeling_cms206_190909_01.pdf）

6）「知っておきたい食品の表示」（消費者庁）（https://www.caa.go.jp/policies/policy/food_labeling/information/pamphlets/pdf/01_s-foodlabel200330.pdf），2020

7）「表示を確認して，保健機能食品を適切に利用しましょう」（消費者庁リーフレット）（https://www.caa.go.jp/policies/policy/food_labeling/health_promotion/pdf/health_promotion_180615_0005.pdf）

8）「大量調理施設衛生管理マニュアル」（厚生労働省）（https://www.mhlw.go.jp/file/06-Seisakujouhou-11130500-Shokuhinanzenbu/0000168026.pdf），1997，最終改正2017

9）「保育所における食事の提供ガイドライン」（厚生労働省）（https://www.mhlw.go.jp/bunya/kodomo/pdf/shokujiguide.pdf），2012

演習課題

昨日の夕食を見直し，栄養バランスのとれた献立にしてみよう。

● 目的

①自分の食事を振り返り，主食・主菜・副菜がそろっているか，脂質や塩分が多くないかなど，どのような問題があるのか把握することで，不足しがち，あるいは多くとりがちな食品および五大栄養素について認識を深める。

②どのようにしたら栄養バランスのとれた献立にできるか考えることで，改善のための工夫を知る。

● 進め方（方法）

1) 昨日の夕食の献立を，ワークシートに記入する。

2) 材料を書き出し，五大栄養素（→p23 表1）に分類する。

3) 好ましい献立にするために必要な食品名・料理名を，ワークシートに赤字で記入する。

　＊食品名・料理名は具体的にあげよう。

食の支援を保育現場から ③

献立は誰が作るもの？

　給食の献立は栄養士さんが作るものだと考えていませんか？

　栄養計算された食事が適温・適時に提供されることは大切なことですが，子どもの育ちのために食事を活用していくためには，保育士と給食室の連携が重要です。ですから，献立も，職員みんなで作るものなのです。給食室の職員にも，子どもたちに「何を伝えたい」とか「何を体験してもらいたい」といった保育のねらいを理解してもらう努力が必要ですし，また，給食室の栄養士も「調理場のなかから保育をしている」という自負と自覚をもってもらうことが大切です。

　食事を通して，季節や行事，地域の文化や伝統食などを伝えるためには，その日の給食に合った保育が展開されなければなりませんし，また，食品の旬を伝えていくためにも，日々の子どもたちの生活や保育のつながりのなかに，食品の物語を散りばめていきたいものです。給食と保育は別の活動ではなく，つながりをもって食事が提供されることが子どもの学びに大きな役割を果たすのです。

　献立の名称ひとつとっても，子どもにとっては食への興味関心が違ってきます。私の保育園では，絵本のなかの世界から飛び出した「ぐりとぐらのホットケーキ」「スープちゃんのポタージュ」「ばばばあちゃんのよもぎだんご」など，子どもたちが大好きな絵本と食事をつなげたいという想いを給食室の栄養士が受け止めてくれたことによってできあがったメニューがあります。

　また，刻み方を含めた調理の方法や味付け，盛り付け方，色合いなどは，現場の保育士が子どもたちの実際のようすを「食事観察日誌」などで栄養士に伝え，改善をくり返しています。そして改善がみられたときには一緒に喜んでいくようなチームのメンバーとして保育士と給食室の関係を深めていくなかで，献立は作られていくものなのです。

第4章
妊娠期と授乳期の食生活

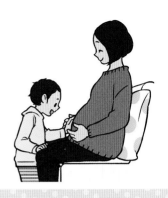

point

- ☑ 妊娠前から栄養管理を行う必要があることを理解する。
- ☑ 妊娠期・授乳期の栄養は，母体の健康と胎児や乳児の発育や健康状態に影響することを理解する。
- ☑ 妊娠期・授乳期の身体的な変化を理解し，それぞれの時期の注意点を理解する。

妊産婦における
栄養管理の必要性

妊娠前の栄養管理

妊娠期

正常な妊娠経過

胎児の発育

精神的安定

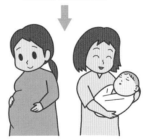

授乳期

母乳育児

乳児の発育

母体の健康

妊産婦の適切な栄養管理

　私たちの食生活を振り返ると，多くの種類の食品があり，食事を食べるときは食品を購入し調理したり，総菜を利用したり，コンビニエンスストアでお弁当を買ったり，外食をしたり，毎日の食事は多種多様である。若い女性で特に体重が増えることが気になる人は食事を抜いたり，少量にしたりすることもある。また，毎日のことになると，食事の内容や栄養素を意識しないで過ごすこともあるかもしれない。しかし，女性は妊娠する前から食事をバランスよく食べることが大切である。日頃の食生活を見直し，妊娠期・授乳期の食生活を確認しよう。

1 妊娠前の食生活

A. 妊娠のしくみ

1）月経周期

　月経周期と卵巣内，女性ホルモンなどの動態を図1に示した。

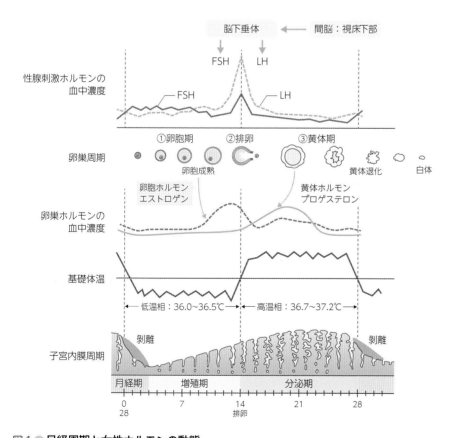

図1 ● 月経周期と女性ホルモンの動態
FSH：卵胞刺激ホルモン，LH：黄体形成ホルモン。（「からだのしくみ事典」（浅野伍朗／監），成美堂出版，2010[1]）より引用）

2）妊娠の経過

　卵子は卵巣から放出され（これを排卵という），卵管内に入り，その移動中に精子と受精して受精卵となる（図2）。受精卵は，細胞分裂をくり返しながら卵管を進み，受精後約1週間で子宮腔内に到達し，着床する。この時点を妊娠成立という。分娩予定日は，最終月経が開始した月に9を，日付に7を加え，妊娠40週0日（満280日）と計算される。

　妊娠期は図5にあるように，初期，中期，後期に区分され，週数によって母体の変化，胎児の成長がみられる。

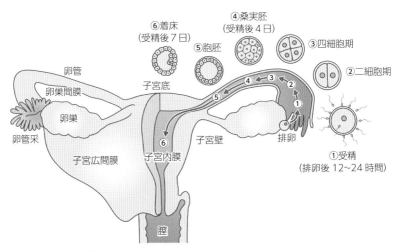

図2 ● 排卵から着床までのようす
（「からだのしくみ事典」（浅野伍朗／監），成美堂出版，2010[1]より引用）

B.妊娠前の問題点

1）やせ，ダイエットの妊娠・出産への影響

●BMI→第3章 ★3

　妊娠前の20〜29歳の女性のやせ（低体重；BMI●18.5未満）の割合は，表1に示すように20％程度（5人に1人）になっている。若い女性のやせ願望や極端なダイエットなどは偏った食生活を招き，低栄養状態による健康問題のリスクを高める。「やせ」体格で妊娠・出産すると，切迫流産，早産，低出生体重児の分娩のリスクが増加する傾向がある。

2）低出生体重児

★1　低出生体重児
胎児の在胎期間にかかわらず，体重が2,500 g未満で生まれた新生児のことを指す。

　低出生体重児★1の割合は，2018（平成30）年は9.4％であり[13]，ここ10年ほど，減少傾向はみられていない（図3）。低出生体重児の原因として，早産と胎児の成長阻害が考えられる。妊娠前の母体の低体重や，妊娠期に体重が著しく少ない場合も，低出生体重児出産のリスクが高まるといわれている。

表1 ● やせの者の割合の年次推移（20歳以上，年齢階級別，BMI＜18.5）　　　（%）

	2004	2005	2006	2007	2008	2009	2010	2011	2012	2013	2014	2015	2016	2017
総数	9.8	9.9	9.1	10.7	10.8	11.0	11.0	10.4	11.4	12.3	10.4	11.1	11.6	10.3
年齢調整値	10.5	11.2	9.9	11.7	12.0	11.8	12.5	11.1	12.4	13.2	11.3	12.4	12.7	11.6
20〜29歳	21.4	22.6	21.7	25.2	22.5	22.3	29.0	21.9	21.8	21.5	17.4	22.3	20.7	21.7
30〜39歳	15.6	20.0	13.3	14.0	16.8	14.3	14.4	13.4	17.1	17.6	15.6	15.5	16.8	13.4
40〜49歳	6.6	8.0	8.0	11.4	10.5	10.5	11.3	7.6	11.1	11.0	10.9	10.0	11.2	10.6
50〜59歳	5.4	4.7	4.4	4.5	8.2	8.3	9.8	7.6	8.6	8.5	7.6	11.6	10.0	10.1
60〜69歳	6.3	5.4	6.1	6.2	7.0	6.8	6.0	8.7	8.9	10.3	9.1	6.7	9.0	7.1
70歳以上	9.7	9.0	8.4	11.6	9.2	11.1	9.0	9.7	9.5	11.9	8.9	10.7	10.4	9.3

注1）2012（平成24）年，2016（平成28）年は抽出率などを考慮した全国補正値である。
注2）年齢調整値は2010（平成22）年国勢調査による基準人口（20〜29歳，30〜39歳，40〜49歳，50〜59歳，60〜69歳，70歳以上の6区分）を用いて算出した。
（「平成29年国民健康・栄養調査報告」（厚生労働省），2018[2]）より一部抜粋して引用）

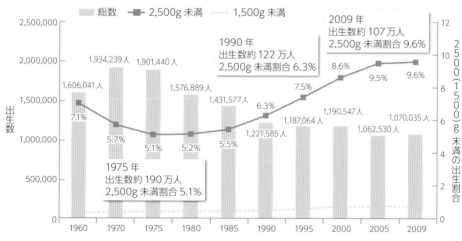

資料：「人口動態統計」（厚生労働省）

図3 ● 出生数および出生体重2,500 g未満（1,500 g未満）の出生割合の年次推移
（「応用栄養学 第2版」（田中敬子，爲房恭子／編），朝倉書店，2017[4]）より引用）

　出生体重の低下により，高血圧・心臓循環器疾患，耐糖能異常・（2型）糖尿病，メタボリックシンドローム，骨粗しょう症，脂質異常症，精神遅滞などの発症リスクが上昇する［DOHaD（ドーハッド）説★2］。

3）加齢による出産のリスク

　女性の社会進出が進み，平均初産年齢は上昇している。高年齢での妊娠は，自然妊娠・不妊治療のどちらの場合でも，妊娠中や分娩に伴うリスクが若い人に比べて高くなる。また図4に示すように，特定不妊治療★3においても年齢が上がると分娩率の低下がみられる。妊娠中の妊娠高血圧症候群や妊娠糖尿病，胎盤が子宮口をふさぐような場所にある前置胎盤，胎児の染色体異常，妊産婦死亡や周産期死亡（死産や生後1週間未満の新生児死亡），早産などのリスクも上がる。

★2　DOHaD説
胎児期〜幼少児期の不適切な環境（栄養を含む）が，成人期の慢性疾患の発生リスクになるという概念。

★3　特定不妊治療
体外受精や顕微受精による不妊治療のこと。

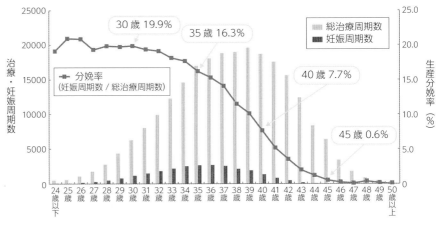

資料：日本産科婦人科学会2010年データをもとに厚生労働省で作成

図4 ● 女性の年齢別の特定不妊治療における生産分娩率

（朝日新聞2018（平成30）年1月29日（月）広告特集[5]より引用）

❷妊娠期・授乳期の食生活

A.胎児の発育・発達と栄養

1）妊産婦のための食生活指針

　厚生労働省では，妊娠期および授乳期の女性における望ましい食生活の実現に向け，何をどれだけ食べたらよいかをわかりやすく伝えるため，2021（令和3年）年3月に「妊娠前からはじめる妊産婦のための食生活指針」を公表した。

● 妊娠前からはじめる妊
　産婦のための食生活指
　針→巻末付録❷

2）妊娠経過

　妊娠の経過を図5に示す。

3）妊娠期体重増加

　妊娠すると胎児の体重，胎盤，羊水，母体貯蔵脂肪，子宮や乳房，血液の増加などで体重は増える。体重増加量については妊娠前のBMIにより，妊娠期間の体重増加の目安量が決められている。体重増加に関しては個人差を考慮した対応が必要である（表2）。

4）妊産婦の付加量

　妊娠期の食事摂取基準は，非妊時の食事摂取基準に対して妊娠初期，中期，後期でそれぞれ付加量がある（表3）。胎児の成長に伴い，今までの倍以上食べなくてはならないものもある。

時期	初期		
妊娠週数	4〜7 （第2カ月）	8〜11 （第3カ月）	12〜15 （第4カ月）
胎児の発育			
身長（頭殿長）	（→ 1.5 cm）	（1.5 cm → 4.5 cm）	（5.0 cm → 11.0 cm）
体重	→ 5 g	約5 → 25 g	約30 → 120 g
胎児の発育	からだの各部分の区別ははっきりしないが，人間の体になるための発生がはじまっている。心臓は血液を送り出す作業をはじめる。	背をそるような動きをする。からだ各部の基礎はだいたいできあがってくる。手足の指がはっきりしてくる。目や鼻，唇もできあがる。	内臓の基本の形ができ，少しずつはたらきはじめる。生殖器が発達してくる。うぶ毛が生えはじめる。
母体の変化	基礎体温の高温相が続く。 おりものがふえる。つわり症状がはじまる。頻尿になる。 乳房の張りを感じる。	下腹がつれたり張る感じに。便秘や下痢がみられることがある。超音波を使って赤ちゃんの心臓の動きを見たり，心音を聞くことができるようになり，精神的にも落ち着いてくる。	胎盤が完成する。 つわりがおさまり，食欲が出てくる。 頻尿がやわらぐ。 乳房のまわりの色が濃くなる。

マタニティ
カレンダー

母体と胎児の
10カ月

中期			後期		
16〜19 （第5カ月）	20〜23 （第6カ月）	24〜27 （第7カ月）	28〜31 （第8カ月）	32〜35 （第9カ月）	36〜40 （第10カ月）
約20 → 25 cm	約28 → 30 cm	約32 → 37 cm	約38 → 42 cm	約43 → 46 cm	約47 → 50 cm
約150 → 250 g	約300 → 650 g	約700 → 1,100 g	約1,200 → 1,700 g	約1,900 → 2,400 g	約2,600 → 3,800 g
髪の毛，まつげ，つめが生える。羊水を飲み，尿の排泄（はいせつ）もみられる。眼球運動や呼吸様運動をはじめる。足を曲げたり伸ばしたりできる。	皮下脂肪がつきはじめる。聴覚などの感覚機能が発達しはじめる。	いろいろな臓器の機能が発達してくる。手足の筋肉がしっかりして力強い胎動を感じる。	目を開けたり閉じたりする。肺の機能が成熟してくる。睡眠のリズムができはじめる。	つめも指先まで伸びる。皮下脂肪が増えて体重が最も増加する。顔のうぶ毛が消える。	すべての臓器が成熟し，子宮外の生活の準備が完成する。
妊娠という状態に慣れてくる。子宮底がおへそのあたりまで上がってくる。	胎動をはっきり感じる。腰痛が出ることがある。おなかのふくらみが目立ちはじめる。乳汁がにじむことがある。	貧血になりやすい。足や外陰部に静脈瘤（じょうみゃくりゅう）が出ることがある。おなかの張りをときどき感じる。乳房が大きくなる。	腰痛，疲れやすい。動悸（どうき），息切れなど起こりやすい。むくみが出やすい。妊娠線が出ることがある。からだのバランスがとりにくくなる。	胎児の位置がほぼ決まる。不規則なおなかの張りを感じる。子宮で胃が押され，胸がつかえる感じがする。足がつったりももの付け根が痛くなったりする。	おなかがよく張る。頻尿になる。おりものが増える。胃の圧迫感がとれる。

図5 ● 母体と胎児の10カ月

頭殿長：頭から殿部（おしり）までの長さ。（「愛育病院マタニティノート」（母子愛育会／編），愛育病院，2016[6)]より引用）

表2 ● **妊娠中の体重増加指導の目安***¹

妊娠前の体格*²		体重増加指導の目安
低体重（やせ）	BMI 18.5未満	12〜15 kg
普通体重	BMI 18.5以上25.0未満	10〜13 kg
肥満 （1度）	BMI 25.0以上30未満	7〜10 kg
肥満 （2度以上）	BMI 30以上	個別対応 （上限5 kgまでが目安）

*1 「増加量を厳格に指導する根拠は必ずしも十分ではないと認識し，個人差を考慮
　　したゆるやかな指導を心がける.」産婦人科診療ガイドライン―産科編2020
　　CQ010より
*2 体格分類は日本肥満学会の肥満度分類に準じた.
（「妊娠前からはじめる妊産婦のための食生活指針」（厚生労働省），2021[7)]より引用）

表3 ● **女性（18〜49歳）の1日の食事摂取基準（推奨量）**

	非妊婦	妊婦（付加量）	授乳婦（付加量）
エネルギー　　　（kcal）	18〜29歳　1,700*¹ 　　　　　　2,000*² 30〜49歳　1,750*¹ 　　　　　　2,050*²	初期＋　50 中期＋250 後期＋450	＋350
たんぱく質　　　（g）	50	初期＋　0 中期＋　5 後期＋25	＋20
ビタミンA　　（μgRAE） 　（レチノール活性当量）	18〜29歳　650 30〜49歳　700	初期＋　0 中期＋　0 後期＋80	＋450
葉酸　　　　　　（μg）	240	＋240	＋100
カルシウム　　　（mg）	650	―	―
鉄　　　　　　　（mg）	6.5*³	初期＋2.5 中期＋9.5 後期＋9.5	＋2.5
食塩　　　　　　（g）	目標量　6.5未満	―	―

*1 身体活動レベルⅠ（低い）の推定エネルギー必要量。
*2 身体活動レベルⅡ（ふつう）の推定エネルギー必要量。
*3 月経なしの場合。
（「日本人の食事摂取基準（2020年版）「日本人の食事摂取基準」策定検討会報告書」（厚生労働省），
2019[8)]より一部抜粋して引用）

B.栄養素過不足の問題

1）必要な栄養素

● カルシウム

★4　カルシウムを多く
含む食品
乳製品，小魚，海藻，青
菜類，大豆など。

　歯や骨の組織を作るほか，神経や筋肉の活動に重要なはたらきをしており，妊娠中は母体と胎児にとって必要な栄養素である[★4]。妊娠期にはカルシウムの吸収率が上昇することから，妊娠高血圧症候群などによる胎盤機能低下がある場合を除き，付加量は必要ないとされている。しかし摂取基準の目安量を下回る人は，意識的に摂取するように努める必要がある。

● 鉄

　妊娠中の女性は胎児の分の鉄も必要となるため，鉄欠乏性貧血になりやすい。妊娠中の貧血は胎児の成長に影響するばかりではなく，出産時の微弱陣痛，新生児貧血の原因にもなるので，鉄は必要十分量摂取する必要がある。鉄はたんぱく質やビタミンＣと一緒にとると吸収率が高まる。妊娠前からのバランスのよい食事を基本とし，妊娠中は特に中期・後期で付加量が多くなるので，不足のないように注意する★5。

● ビタミンＤ

　ビタミンＤにはカルシウムの吸収率を上げたり，骨にカルシウムを吸着させたりするはたらきがあるので，妊娠中は不足しないように気をつけたい栄養素の一つである。妊娠中の必要量は妊娠前と同じだが，意識して食事からとる必要がある。食事以外では，日光の紫外線に当たると皮膚でビタミンＤを産生する★6。

● 葉酸

　妊娠を計画している女性や妊娠の可能性のある女性は，神経管閉鎖障害★7発症のリスクを減らすために，健康食品やサプリメントで1日400 μgをとるように推奨されている。また，妊娠中は妊娠前の2倍量が必要になる。造血作用があるので，不足すると貧血になることがある。妊娠中の貧血予防も含めて必要十分量摂取することが大切である★8。

2）注意する食品

● 水銀（魚）

　妊娠中は水銀濃度の高い魚を大量に食べると，胎児の神経系の発達に影響があるといわれている。厚生労働省では注意すべき魚（くじら，いるかを含む）の種類とその摂取量の目安を示している◎。

● ヨウ素（昆布）

　ヨウ素をとりすぎると胎児の甲状腺機能が低下することがある。特に昆布に多く含まれているので，昆布のだしや昆布製品を毎日とることは避ける。

● リステリア食中毒（ナチュラルチーズなど）

　妊娠中はリステリア菌が胎児に影響を与えるため，加熱殺菌されていないナチュラルチーズや肉，魚のパテ，生ハム，スモークサーモンなどに注意が必要である。食べるときは，十分に火を通す。

● ビタミンＡ

　妊娠初期のビタミンＡのとり過ぎは，胎児にとって形態異常の発症リスクを上げる。とりすぎに注意する。

★5　鉄を多く含む食品
牛・豚・鶏のレバーや肉，かつお，まぐろ，大豆，ごま，あさり水煮缶，かき（貝），ほうれんそう。

★6　ビタミンＤを多く含む食品
さけ，まぐろ（脂身），さば，うなぎ，さんま，ぶり，いくら，干ししいたけ。

★7　神経管閉鎖障害
神経管閉鎖障害とは，脊椎（せきつい）の神経管の癒合不全による先天異常であり，日本では二分脊椎（にぶんせきつい）が大部分を占める9)。

★8　葉酸を多く含む食品
青菜，ブロッコリー，いちご，納豆，レバー（初期は控える）。

◎妊婦への魚介類の摂食と水銀に関する注意事項→厚生労働省ホームページ（https://www.mhlw.go.jp/topics/bukyoku/iyaku/syoku-anzen/suigin/dl/index-a.pdf），2005（2010改訂）

3) 食事療法が必要な病名

● 妊娠糖尿病

　体の中では図6のように血液中の血糖値をコントロールしているが，この調節が円滑に行われないと，血糖値が高くなり耐糖能異常を生じる。妊娠中に発見される耐糖能異常は，①妊娠糖尿病，②妊娠時に診断された明らかな糖尿病，の2つがある。

　妊娠前に血糖コントロールが問題なくても，妊娠中はホルモンなどの影響で糖負荷試験★9の結果により妊娠糖尿病と診断される場合もある。診断後は治療が開始され，妊娠に必要な栄養素等をバランスよくとる食事療法などで，胎児の健全な発育をめざす。母体に合った1日の摂取エネルギー管理，一食の食事量・栄養素の配分，1日3食以外にも食べる回数を増やす分割食など，血糖値を安定させる対応を個別に行う。出産後は通常の食事に戻るが，糖尿病発症のリスクが高くなるため，追跡管理が望ましい。

● 妊娠高血圧症候群

　妊娠高血圧症候群が起こりやすい原因として，初産婦，高齢・若年妊娠，多胎妊娠★10，妊娠高血圧症候群既往などがある。また非妊娠時の肥満などの影響もある。過剰な体重増加を防ぐためのエネルギー制限と，日本産科婦人科学会が提示

★9　糖負荷試験
75 g経口ブドウ糖負荷試験を行い，以下の1項目以上を満たした場合，妊娠糖尿病と診断される。
・空腹時血糖値
　　≧92 mg/dL
・1時間値
　　≧180 mg/dL
・2時間値
　　≧153 mg/dL

★10　多胎妊娠
2人以上の胎児を同時に妊娠すること。

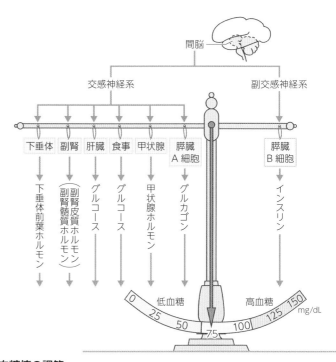

図6● 血糖値の調節
交感神経系は低血糖を抑え（血糖値を上げ），副交感神経系は高血糖を抑える（血糖値を下げる）はたらきをする。（「人間栄養学 3訂」（細谷憲政／著），調理栄養教育公社，2000[10]）を参考に著者作成）

している塩分7~8 g/日の緩やかな塩分制限を行う。

C. 嗜好品の問題

1) アルコール

妊婦が摂取したアルコールは，胎盤，さい帯（へその緒）を通じて胎児の体に入り，胎児の成長に影響する。妊娠中にアルコールを摂取した母親から生まれた子どもに，中枢神経系の機能障害による身体的問題，行動・学習障害などが起こることが知られている。妊娠中は禁酒する。

2) カフェイン

日本ではカフェイン摂取基準量は決められていない。外国では，1日 200~300 mg（コーヒーをマグカップで2杯程度；表4）というカフェインの摂取目安がある。カフェインの過剰摂取は，胎児への影響が示唆されるため，とり過ぎに注意する。飲用する場合は，薄めにして1~2杯程度の量にするとよい。

表4 ●一般的なカフェイン含有食品

飲み物	カフェイン量 1杯（150 mL）当たり	飲み物	カフェイン量 1杯（150 mL）当たり
緑茶（玉露）	240 mg	ジャスミン茶	15 mg
緑茶（煎茶）	30 mg	麦茶	0 mg
緑茶（番茶）	15 mg	ルイボスティー	0 mg
ほうじ茶	30 mg	ピュアココア （大さじ1杯，6 gとして）	12 mg
玄米茶	15 mg		
ウーロン茶	30 mg	ミルクココア（調整ココア）	ごく微量
紅茶	45 mg	※エナジードリンク または眠気覚まし用飲料	48~450 mg
コーヒー	90 mg		
インスタントコーヒー （顆粒製品，2 gとして）	86 mg		

（高橋嘉名芽：妊婦が食べるべきもの,食べてはいけないものQ&A,助産雑誌,73：128,2019[11]より引用）

D. 妊婦のための薬剤情報

妊娠中に使用した薬には，胎児の形態異常，胎児死亡，新生児期の疾患発症などの影響や危険性がある。妊娠3週目までの薬の使用は基本的には考慮しなくてよいが，薬によっては体内に長期間蓄積され，胎児への影響がその後の期間にまで及ぶことがある。

妊娠4週~7週末までは薬の影響で胎児に形態異常を生じやすい時期であり（図7），最も慎重になる必要がある。妊娠8週~12週も引き続き十分な注意が求められる時期である。妊娠13週~分娩までは，形態異常ではなく，胎児の機能的発育や発育の抑制，子宮内胎児死亡などのリスクが高まる。

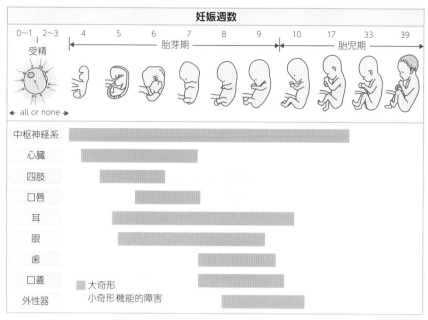

図7 ● 胎児の発生における危険期 （妊娠と薬情報センター作成）

（中島 研：妊婦中・授乳期の薬物の安全性．周産期医学，48：9-14，2018[12]より引用）

表5 ● 催奇形性があると考えられる主な薬剤

サリドマイド（催眠薬）	ワルファリン（抗凝固剤）
イソトレチノイン（角化症治療薬）	エトレチナート（角化症治療薬）
バルプロ酸（抗てんかん薬）	カルバマゼピン（抗てんかん薬）
フェニトイン（抗てんかん薬）	プリミドン（抗てんかん薬）
リチウム〔躁（そう）うつ病治療薬〕	トリメタジオン（抗てんかん薬）
メトトレキサート（リウマチ治療薬，抗腫瘍薬）	ミソプロストール（胃潰瘍治療薬）
アルコール	ビタミンA（高用量）
男性ホルモン	女性ホルモン（高用量）

（渡邉央美：妊婦のための薬剤情報について．チャイルドヘルス，9：833-838，2006[13]より引用）

　催奇形性があると考えられる薬剤の一覧を表5に示した[14]。

E. 授乳期の食事と母乳分泌

1）授乳期の食事摂取基準

　健康で，母乳分泌も良好に育児を行うためには，バランスのよい食事が必要である。授乳期も1日の栄養素の目安量があり，母乳育児の母親には付加量がある（表6）。育児で忙しく食事作りが大変，食べる時間がないなど，3食決まった時間に食事がとれない場合もあるが，1日にとりたい食品を食事バランスガイド○などで確認し，過不足のないように食事をとることがとても大切である。

2）母乳の分泌について

　乳児が乳首を吸うと，その刺激が母親の脳（下垂体）に伝わって，母乳の分泌

○妊産婦のための食事バランスガイド→
巻末付録㉔

表6 ● 授乳期の1日の食事の付加量（推奨量）

		非妊婦*1	授乳婦（付加量）				非妊婦*1	授乳婦（付加量）
エネルギー*2	（kcal）	18〜29歳　2,000 30〜49歳　2,050	+350		葉酸	（µg）	240	+100
たんぱく質	（g）	50	+20		ビタミンC	（mg）	100	+45
ビタミンA	（µgRAE）	18〜29歳　650	+450		鉄	（mg）	6.5*3	+2.5
（レチノール活性当量）		30〜49歳　700			亜鉛	（mg）	8	+4
ビタミンB₁	（mg）	1.1	+0.2		銅	（mg）	0.7	+0.6
ビタミンB₂	（mg）	1.2	+0.6		ヨウ素	（µg）	130	+140
ナイアシン	（mgNE）	18〜29歳　11	+3		セレン	（µg）	25	+20
（ナイアシン当量）		30〜49歳　12			モリブデン	（µg）	25	+3
ビタミンB₆	（mg）	1.1	+0.3					
ビタミンB₁₂	（µg）	2.4	+0.8					

＊1　非妊婦は18〜49歳女性。
＊2　身体活動レベルⅡ（ふつう）の推定エネルギー必要量。
＊3　月経なしの場合。
（「日本人の食事摂取基準（2020年版）「日本人の食事摂取基準」策定検討会報告書」（厚生労働省），2019[8]）より一部抜粋して引用）

をよくするホルモン（プロラクチン）が分泌され，このホルモンのはたらきで母乳が出るようになる。

　母乳の中には免疫物質がたくさん含まれているので，乳児を病気から守り，じょうぶに育てることができる。母乳には，成長に必要な良質のたんぱく質，脂質，ビタミン類がバランスよく含まれており，母乳中に含まれる消化酵素は乳児の消化・吸収を助ける。また母乳を吸われる刺激で子宮の収縮が促され，産後の回復が早くなるほか，親と子のきずなを強め，乳児の情緒的な発達を促す。

文献

1）「からだのしくみ事典」（浅野伍朗／監），成美堂出版，2010
2）「平成29年国民健康・栄養調査報告」（厚生労働省）（https://www.mhlw.go.jp/content/000451755.pdf），2018
3）「健康日本21（第二次）分析評価事業 現状値の年次推移 別表第三 2.次世代の健康」（国立健康・栄養研究所）（https://www.nibiohn.go.jp/eiken/kenkounippon21/kenkounippon21/data03.html#c02）
4）「応用栄養学 第2版（テキスト食物と栄養科学シリーズ）」（田中敬子，爲房恭子／編），朝倉書店，2017
5）朝日新聞2018（平成30）年1月29日（月）広告特集
6）「愛育病院マタニティノート」（母子愛育会／編），愛育病院，2016
7）「妊娠前からはじめる妊産婦のための食生活指針」（厚生労働省）（https://www.mhlw.go.jp/seisakunitsuite/bunya/kodomo/kodomo_kosodate/boshi-hoken/ninpu-02.html），2021
8）「日本人の食事摂取基準（2020年版）「日本人の食事摂取基準」策定検討会報告書」（厚生労働省）（https://www.mhlw.go.jp/content/10904750/000586553.pdf），2019
9）佐藤（三戸）夏子：葉酸とサプリメント．e-ヘルスネット，厚生労働省（https://www.e-healthnet.mhlw.go.jp/information/food/e-05-002.html），2019
10）「人間栄養学 3訂」（細谷憲政／著），調理栄養教育公社，2000
11）高橋嘉名芽：妊婦が食べるべきもの，食べてはいけないものQ&A．助産雑誌，73：128，2019
12）中島　研：妊婦中・授乳期の薬物の安全性．周産期医学，48：9-14，2018
13）渡邉央美：妊婦のための薬剤情報について．チャイルドヘルス，9：833-838，2006
14）「エビデンスをもとに答える妊産婦・授乳婦の疑問92」（堀内成子／総編集　飯田真理子，他／分担編集），pp2-3，南江堂，2015

女性に不足しがちな葉酸と食物繊維のとれる1日の献立〔朝・昼・夕・間食（おやつ）〕を立ててみよう。

● 目的

①葉酸は特に妊娠初期に必要であり，食物繊維は妊娠中の便秘を防ぐために欠かせない。

　代表的な食品を組み合わせて，食事摂取基準を満たす献立作成のしかたを理解する。

②献立表の書き方を理解する。

● 進め方（方法）

ポイント

　次の流れで献立を立てるとよい。

①主食（ご飯，パン，めんなど）を決める。

②主菜（肉，魚，卵，大豆製品など）を決める。

③副菜（野菜，いも，海藻，きのこ類）を決める。

④汁物を決める。

⑤間食（おやつ）（乳製品・果物など）を決める。

1）献立を立てる前に

日本人の食事摂取基準に，1日にとる食事のエネルギーや栄養素の量が決められている。調べて書いてみよう。

女性18歳～29歳（身体活動レベルⅡ：ふつう）

	推定エネルギー 必要量	たんぱく質 （推奨量）	葉酸 （推奨量）	食物繊維 （目標量）
1日の量	kcal	g	μg	g

身体活動レベルは個人により異なるが，今回はふつうを基準で考える。

2）献立を立てよう

①今までの食生活を振り返りながら，バランスがよいと思う主食，主菜，副菜，乳製品・果物の組み合わせをワークシートに書き入れてみよう。目安量もわかれば書き込んでみよう。

②葉酸・食物繊維が多い食品が献立のなかに入ってるだろうか？

　演習表1，2を参考に，葉酸や食物繊維を過不足なくとるためにはどのような献立にしたらよいかを考えよう。献立表に食品を追加したり，献立を変更したりしてみよう。

演習表1 ● **葉酸を多く含む食品**

食品（一食分）	葉酸（μg）	食品（一食分）	葉酸（μg）
いちご（5粒，1粒15g）	68	レタス（60g）	44
アボカド（1/2個，100g）	83	納豆（40g）	48
みずな（60g）	84	焼きのり（1枚，2g）	38
だいこん葉（60g）	84	キャベツ（60g）	47
ほうれんそう（60g）	126	キウイフルーツ（1個，100g）	37
そらまめ（60g）	72	バナナ（1本，100g）	26
ブロッコリー（50g）	110	卵（1個）	22
		グリーンアスパラ（1本，25g）	48

妊産婦の1日の推奨摂取量は妊娠中480μg，授乳中340μg。妊娠初期の1～3カ月に，健康食品やサプリメントに含まれる葉酸を毎日400μg摂取することで，神経管閉鎖障害のリスクを低減。

演習表2 ● **食物繊維を多く含む食品**

食品（一食分）	食物繊維（g）	食品（一食分）	食物繊維（g）
干し柿（1個，35g）	4.9	ごぼう（40g）	2.3
いんげん豆乾（30g）	5.9	モロヘイヤ（50g）	3.0
大豆乾（30g）	6.0	しらたき（100g）	2.9
枝豆（50g）	2.5	納豆（40g）	2.7
ひじき干（10g）	5.2	栗（小3個，50g）	2.1
切り干し大根（10g）	2.1	きな粉全粒（15g）	2.7
おから生（40g）	4.6		

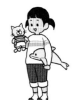

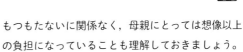
食の支援を保育現場から ❹

新米ママの気持ちに寄り添う

　最近は産院でも母乳育児を推奨するため，保育園に入所するまでは完全母乳で過ごしている母親も多くみられます。母乳には人類がはじまってからの歴史があり，さまざまなメリットも多く，できるかぎり家庭の意向に沿いたいものです。

　保育園としては，冷凍母乳をどのように預かり，どのように子どもに提供するかがポイントとなりますが，それ以上に大切なのは母親の大変さに寄り添うということです。

　「赤ちゃんにとって最良の栄養は母乳」「母乳で免疫力を高めなければ」「母乳で母親の愛情を深めよう」といった言葉は間違いではありませんが，でも赤ちゃんが欲しがるときに欲しがるだけの量の母乳を与えられる人ばかりではありません。ましてや母乳はストレスや体調の影響を受けやすいものなのに，母乳育児ができない自分を責めてしまったり，母乳を飲めないわが子を可哀想だと悩む母親が数多く存在します。母乳やミルクに関しての問題は，仕事をもつもたないに関係なく，母親にとっては想像以上の負担になっていることも理解しておきましょう。

　では，子どもをもったことのない保育士は，どのようなことを頭に入れておくべきでしょうか？ 私は男でもあるので実体験としての話ができませんので，海外の子育ての話をよくしています。日本以外の国でも赤ちゃんに母乳をあげることを望む母親は多数派ですが，混合にしたり，完全ミルクに移行することに抵抗を感じることはないと聞きます。母乳育児率が世界一高いスウェーデンの母親たちでも，生後6カ月を過ぎたら完全母乳率が15％以下になるのですから，自分の生活や自分のカラダに合った授乳をするのが当たり前なのでしょう。

　保育士は「絶対○○しなければならない」という思い込みからくる母親たちの話を傾聴し，その大変さに共感したり，母乳神話の呪縛から解放するお手伝いをしたりしましょう。これらは立派な子育て支援なのです。

第5章
乳児期の食生活

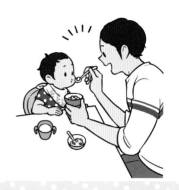

point

☑ 乳汁栄養である母乳の特徴と，育児用ミルクの種類を知る。

☑ ほ乳瓶などの消毒法や育児用ミルクの扱い方を学ぶ。

☑ 離乳の進め方を学ぶ。

☑ 乳児期に起こりやすい栄養の問題点を理解する。

☑ 保護者の悩みを理解し，支援の方法を学ぶ。

乳児期の食生活

乳児の発育・発達

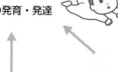
授乳の支援
母乳栄養・人工栄養

離乳食の支援
進め方・家庭との連携

園と家庭の連携
悩みの理解・援助

1 乳児期の食生活

A. 授乳・離乳の意義

　乳児期の食は，生命の維持と生活活動，発育のために必要なエネルギーや栄養素の補給を目的とする。十分な保護のもとで未熟な食機能や精神発達に対応することが，食生活の基礎づくりに大切である。

　5～6カ月までは乳汁のみで必要な栄養素等を獲得できるが，それ以降になると乳汁だけでは不足すること，また，口腔機能や消化機能は離乳食★1を通して徐々に獲得されることから，成長に合わせて離乳食を開始する（図1）。

　安心と安らぎのなかで食欲や味覚，食嗜好の基礎が培われ，自分で食べたい気持ちが芽生えてくる。健康長寿の基礎となるような食習慣を身につけるには，適切な時期に適切な栄養素等を，好ましい環境のもとに提供する必要がある。

　厚生労働省は「授乳・離乳の支援ガイド★2」を2019年に改定し公表した。妊産婦や子どもにかかわる支援者が，望ましい支援のあり方の基本事項を共有することを目的につくられたものである。保育者は，基本を抑えつつ，子どもの発達に合わせて栄養士，調理員，保護者と一緒に授乳・離乳を進めることが大切である。

1）乳汁栄養

● 授乳回数

　出生後数日は，母乳の分泌量が少なく，与え方や飲み方も母子ともに不慣れなため，回数にはこだわらず頻回に授乳する。個人差はあるが，1～2カ月経つと回数や間隔が定まってくる。3カ月頃には母乳の分泌もよくなり，授乳のリズムが備わってくる。基本的に，子どもが欲しがるときに欲しがるまま与える自律授乳★3とする。母乳は人工栄養（育児用ミルク★4）に比べて消化・吸収しやすい組成のため，人工栄養児に比べて授乳回数は多い。

★1　離乳食
WHO（世界保健機関）では「Complementary Feeding」といい，いわゆる「補完食」と訳されることがある。

★2　授乳・離乳の支援ガイド
「乳幼児栄養調査結果」をもとに，約10年ごとに見直されて公表されている。保護者の不安が高いことなどから，授乳期，離乳期の理解と支援などが詳しくまとめられている。

★3　自律授乳
授乳は子どもに栄養素等を与えるとともに，母子・親子のきずなを深める。子どもの欲しがる欲求に応えて与えることは，心身の健やかな発育・発達を促す。

★4　育児用ミルク
乳児用調製粉乳および乳児用調製液状乳のこと。フォローアップミルクは含まれない。

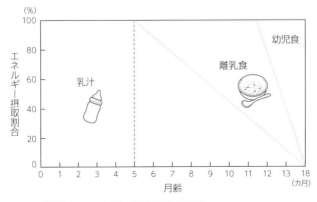

図1 ● 乳児のエネルギー摂取割合の変化

● 授乳方法

　落ち着いた環境のなかで，子どもを横抱きにして目を見ながら行う。人工栄養の場合は，乳首にミルクが満たされた状態になるよう，ほ乳瓶を傾けて口に含ませる。乳首に空気が入っているとたくさん空気を吸い込んでしまい，余分なげっぷや吐き戻しの原因になる。

　授乳後は縦抱きにして背中をさすり，排気（げっぷ）をさせる。胃の括約筋（かつやくきん）が未熟なため，飲み込んだ空気とともに乳をもどすことがある。これをいつ乳という。排気がうまくいかないときは，しばらく縦抱きで抱っこをするか，寝かせる場合は窒息予防として横向きに寝かせ，目を離さずに見ている必要がある。

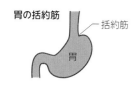

胃の括約筋

括約筋

胃

B. 母乳栄養，冷凍母乳

1）母乳について

　母乳の成分は，子どもが効率的に消化・吸収や代謝ができる最も自然な栄養素である。母乳の組成には変化がある。例えば正期産と早産の違い，飲みはじめと飲み終わりの変化，母親の食事内容によっても影響がある。分娩後（ぶんべん），数日間は初乳（にゅう）が分泌される。初乳は黄白色で，成乳に比べるとたんぱく質，ミネラルが多く，脂質，ラクトース（乳糖）が少ない。感染症を防御する免疫グロブリンやラクトフェリンが含まれているので，飲ませるように指導している。移行乳を経て14日以降には成乳となる。

　成乳は，乳清（せいにゅう）たんぱく質が高く，カゼイン[★5]の割合が少ないため消化しやすく，アミノ酸組成は乳児の発育に適している。脂質はリノール酸，リノレン酸が多く，消化しやすい。糖質の多くはラクトースであり，カルシウムの吸収を促進する。オリゴ糖が含まれており，ビフィズス菌を増殖し，感染から身を守る。ミネラルは少なく腎臓に負担をかけず，吸収率は高い。ビタミンはほとんど含まれている。乳児に適した消化・吸収しやすい栄養成分を含むので，完全栄養といえる。母乳育児の利点と留意点は表1，表2にまとめた。

　母乳栄養を続けたい保護者には，園での授乳の環境[★6]を整備する必要がある。

★5　カゼイン
牛乳に酸を加えると固まる成分。一般に乳固形分とよばれる成分で，消化・吸収しにくい。

★6　授乳の環境
仕事の合間などに保育所で授乳を希望する場合は，授乳室やコーナーをつくり，落ち着いて授乳ができるように環境を整える。

★7　乳幼児突然死症候群（SIDS）
元気だった子が寝ている間に突然なくなる病気である。2〜6カ月に多く，入園初期が特に危険である。0歳児クラスは睡眠時に気をつけて観察する。発症の危険を回避するためには，①うつぶせ寝にしない，②たばこは吸わない，③母乳で育てる，の3つが推奨されている。

表1 ● 母乳育児の利点

母親	子ども
• プロラクチン（ホルモン）が乳汁の分泌を促す，気持ちを落ち着かせる。	• 免疫物質により病気から守られる。
• オキシトシン（ホルモン）が射乳反射を起こし母乳を出す，子宮を収縮させ産後の回復を高める。	• 栄養が過不足なく含まれ，消化しやすい。
• 授乳性無月経になり血液が失われず，疲れ方が軽減。	• 乳幼児突然死症候群（SIDS）[★7]のリスクを低減させる。
• 手間がかからず経済的。	• 信頼関係の基礎をつくりやすい。
• 乳がん，卵巣がんの発症率が低下。	• 新鮮で衛生的，適温。

表2 ● 母乳の留意点

症状	解説
乳児ビタミンK欠乏性出血	母乳栄養児の腸内はビフィズス菌が多く，ビタミンKが作られにくい。欠乏すると頭蓋内出血（ずがいないしゅっけつ）などを引き起こす恐れがあるため，ビタミンK₂シロップを出生直後，生後7日，1カ月健診時に与える。
ウイルス性感染症	後天性免疫不全症候群（AIDS）は，母乳を通じ母親から子どもに感染する危険性があるため，母乳は与えない。活動性結核の場合も同様である。
飲酒，喫煙，カフェイン	アルコール，ニコチンは母乳に移行するので摂取しない。カフェインの多いコーヒーなどの多飲は，SIDSの発症率の増加が報告されているので量には注意する。
薬	授乳中，薬を服用してもよいかどうかは医師に相談する。

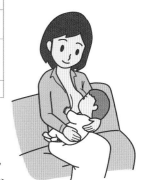

2）母乳不足

　授乳間隔が短い，1回の授乳に30分以上かかる，尿，便の回数や量が少ない，体重増加が少ない（20 g/日以下），不機嫌，元気がないなどの場合，母乳不足が考えられる。実際には足りているにもかかわらず，母親に心理的な不安が強く，母乳不足感に悩んでいることがある。母親の気持ちや状況をよく聴いて，不安にさせないようにかかわったり医療機関と連携をしたりする。

3）冷凍母乳

　母親が母乳育児を継続したい場合は，園で冷凍母乳を預かり，飲ませることができる。母親は，清潔な手，もしくは搾乳（さくにゅう）ポンプを使用して母乳を搾乳し，母乳バッグに移し，空気を抜き，封をして付属のテープで固定し，冷凍する。

　園で受け取るときは，名前，搾取日や時間，量，冷凍状態などの記載を確認し，すぐに冷凍庫で保管する。冷凍母乳の解凍は，成分が失われるので50℃以上の湯や電子レンジを使用しない。約40℃の湯もしくは水に浸して解凍し，母乳バッグの角を清潔なはさみで切り取り，清潔なほ乳瓶に移す。湯につけて人肌くらいに温める。

4）卒乳・断乳

　母乳をやめる時期は個人差がある。母子が自然にやめることを卒乳という。仕事の都合や考え方などから母乳をやめることを断乳という。子どもの成長に影響がなく，母親の情緒が満たされるなら，どちらのやり方でもかまわない。母親の気持ちをよく聴いて，母親自身が判断できるように情報提供を心がける。

C. 人工栄養

1）育児用ミルクの栄養と種類

　育児用ミルクは，母乳の代替として使用する，牛乳などを原料とした粉乳および液状乳である。1979（昭和54）年，厚生省令改正により母乳に近づけるために改良が開始され，近年の成分は母乳とほとんど変わらず，むしろ母乳に不足する栄養素も強化している。育児用ミルクの種類は表3に示す。

表3●育児用ミルクの種類

種類		特徴
育児用ミルク	乳児用調製粉乳	牛乳を加工し，乳児が必要とする栄養分を満たしたもの。乳児の健康増進法に基づく特別用途食品として，乳幼児用食品にも指定されている。
	乳児用調製液状乳	調製粉乳と同様の成分で作られており，調乳済みの育児用ミルクが液体になったもの。無菌で紙パックや缶などの容器に入っており，半年～1年ほど常温保存できる。
特殊ミルク（市販品）	低出生体重児用粉乳	NICUなどに入院中の低出生体重児に使用されるもので，医療機関専用に販売されている。低出生体重児の発育をサポートするために，たんぱく質，ナトリウム，カルシウム，リンなどが強化されている。
	アレルギー疾患用粉乳（特別用途食品・アレルゲン除去食品）	①大豆たんぱく調製乳 大豆たんぱくから作られたもの。乳アレルギーの場合は大豆たんぱくに対してもアレルギーをもつことがあるため，かかりつけ医などに相談することが大切である。 ②加水分解乳 牛乳たんぱく質を酵素分解して分子量を小さくしたもの。最大分子量の小さいものほど，アレルギー反応を起こしにくく，食物アレルギーの治療に用いられる。 ③アミノ酸乳 強いアレルギーをもつ場合，大豆アレルギーの場合などに使用するたんぱく質を含まない，完全にアミノ酸まで分解したミルク。長期の使用は肝臓などに負担がかかるため，医師の指示に従って使用する。
	無乳糖粉乳（特別用途食品）	牛乳などに含まれる乳糖に対して，耐性をもたない場合に使用するもの。乳糖を消化する能力の低い下痢症の乳幼児に使用する場合もある。
	低ナトリウム粉乳（特別用途食品）	心臓，腎臓などの疾患をもつ乳幼児のために，ナトリウム含有量を通常の育児ミルクの1/5以下にしたもの。医師の指示に従って使用する。
特殊ミルク（市販外）	特殊治療乳	先天性代謝異常，心・腎・肝疾患，脂肪吸収不全など，治療を必要とする乳幼児に用いられる粉乳のこと。一部，医薬品として許可されているものもある。

（「授乳・離乳の支援ガイド（2019年改訂版）実践の手引き」（五十嵐 隆／監），母子衛生研究会，2020[1]より引用）

2) 乳児用調製液状乳

厚生労働省は「乳及び乳製品の成分規格等に関する省令」に関して，2018（平成30）年に乳児用調製液状乳の規格基準を定めた改正省令を公布，施行した。これにより，国内メーカーにおいても液体ミルクの製造販売が可能となった。常温保存ができる，調乳の必要がないので，夜間や外出，災害時の授乳に役立つ。

3) ほ乳瓶の選択と消毒

● ほ乳瓶や乳首の選択

ほ乳瓶は，耐熱ガラス製とプラスチック製，ポリプロピレン製がある。耐熱ガラス製は傷がつきにくく，清潔で耐久性があるが，重くて割れることがある。プラスチック製は軽量で持ち運びに便利であるが，傷がつきやすいので汚れもつきやすい。容量は120～240 mLと幅があるので，1回の授乳量に合わせて選択する。

乳首の材質は，ゴム臭がなく弾力があり，劣化しにくいシリコーン製とイソプレン製，かすかなゴム臭はあるがやわらかく，吸引力の弱い子に適している天然ゴム製がある。穴の形状は丸穴，スリーカット，クロスカットがある。丸穴はS，M, Lサイズがあるので，1回の授乳に10～15分程度で飲めるサイズを選択する。スリーカット，クロスカットは，吸う強さにより流量を調整できるようになっているので，子どもの吸引力に合わせる。乳首は消耗品のため，劣化★8の有無を見て，1～2カ月程度を目安に交換する。

★8 劣化
通気ができているのに飲む時間がかかる，飲んでいるときに乳首がつぶれがちになるなどの場合，原因として劣化が考えられる。

● 消毒法，衛生管理

　子どもを感染症から防ぐには，衛生管理が重要である。特にほ乳瓶，乳首はすみずみまで汚れを落とすことが必要なため，少なくとも3～4カ月頃までは消毒を行う。

　消毒の方法には煮沸消毒（調乳★9の際の無菌操作法，終末殺菌法；図2），薬液消毒，電子レンジ消毒がある。

　無菌操作法は，ほ乳瓶を消毒後，1回分ずつ調乳する方法で，家庭や少人数の

★9　調乳
調製粉乳を湯で溶かし，月齢にかかわりなく一定の濃度（15％）にすること。乳児の飲用に適した状態の人工乳を作ること。

無菌操作法

 ①調乳する場所を清潔にする。手指を洗う。

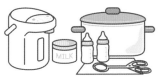 ②必要な器具をそろえる。

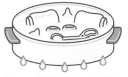 ③なべに器具を入れ，全部かぶるくらいの湯を入れ，沸騰後3～5分煮沸する。乳首は最後の3分で煮沸する。

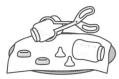 ④清潔なふきんの上に，消毒した瓶ばさみでいったん取り出す。乳首の装着は瓶ばさみで行う。

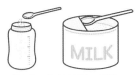 ⑤ミルクをすり切りで正確に量り入れる。

 ⑥70℃以上に保ったお湯を目的量の2/3入れる。軽く振って溶かす。

 ⑦残りのお湯を目的の量まで加える。

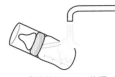 ⑧乳首をつけ，体温程度に冷ます。

 ⑨授乳する。

終末殺菌法

 ①調乳する場所を清潔にする。手指を洗う。

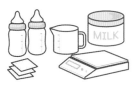 ②必要な器具をそろえる。

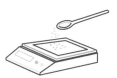 ③必要なミルクを計量し，まとめて調乳する。

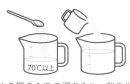 ④目的の量の1/2の湯を入れ，粉ミルクを予備溶解してから，残りの湯を目的の量まで加える。

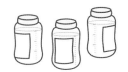 ⑤ほ乳瓶に名札をつけ，ミルクを分注し，キャップを軽く閉める。

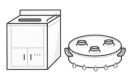 ⑥殺菌器または湯せんで消毒する。

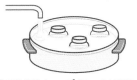 ⑦ほ乳瓶のキャップをしっかり閉めて，流水で20℃以下に冷やす。

 ⑧冷蔵庫で10℃以下に保存する。

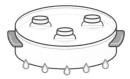 ⑨授乳の時刻になったら湯せんで体温程度に温める。

 ⑩授乳する。

図2 ● ほ乳瓶などの消毒：煮沸消毒
（「子どもの食生活 第3版」（上田玲子／編著　赤石元子，他／著），ななみ書房，2018[2]）を参考に著者作成）

園で行われる。終末殺菌法は，調乳済みのほ乳瓶ごと一度に消毒し，冷却後，授乳のたびに温めて提供する。乳児院，病院で行われる。

薬液消毒は，専用容器に決められた量の薬液とほ乳瓶，乳首を入れ，1時間を守って浸す。薬液は24時間使用可能で，1日1回作ればよい。電子レンジ消毒は，専用の容器に分量の水とほ乳瓶，乳首を入れ，電子レンジで3〜5分加熱する。

衛生管理としては，調乳後2時間以内に使用しなかったミルクは廃棄すること，飲み残しは与えない，授乳後すぐにほ乳瓶と乳首を洗い，汚れを洗い流すことを徹底する。

2 離乳の意義とその実践

乳汁から幼児食に移行する過程を離乳といい，そのときに与えられる食事を離乳食という。5〜6カ月頃よりとろみのある食物を飲み込むことを学習し，12〜18カ月頃には自立とともに離乳が完了する。

A. 発達の特徴

離乳開始時期の発達状況の目安は，首のすわりがしっかりして寝返りができ，5秒以上座れる，スプーンなどを口に入れても舌で押し出すことが少なくなる（ほ乳反射[10]の減弱），食べ物に興味を示す，などがあげられる。食べる機能の発達を促すために，口唇や舌の動きなどの発達に合わせて食品の形態を変えていく。発達に合わせた支援のポイント（図3）を参考にする。

★10　ほ乳反射
乳首が口の周辺に触れると反射的にくわえ，母乳を飲むという一連の反応。形あるものを口に入れても反射的に舌で押し出してしまう。

B. 離乳食

1）授乳から離乳食への移行

授乳回数と離乳食のリズムは，子どものようすをみながら変化させていく（図4）。1〜2カ月頃までは昼も夜中も授乳を必要とする。3〜4カ月頃には夜中に起きない子もいるが，夜中の授乳をまだ欲しがることが多い。5カ月頃には日中の授乳間隔が約3〜4時間空くようになる。生活リズムが整い，離乳開始のサインがみられたら，授乳のリズムに合わせて離乳食を加えていく。

2）離乳の役割

● 栄養素等の補給

水分の多い乳汁だけでは栄養素等が不足してくるので，食物からの補給が必要である。

● 消化機能のはたらきを促す

　離乳食を食べることにより，消化酵素が活性化する。

● 咀嚼（そしゃく）の練習

　なめらかなものを飲み込むことから舌でつぶす，歯ぐきでつぶす，という摂食

機能の発達を経て，かむことを覚えていく。

● 好奇心を育む

　食べ物から五感が刺激され，家族や仲間とともに食べることの積み重ねにより，

自分で食べる力が育つ。

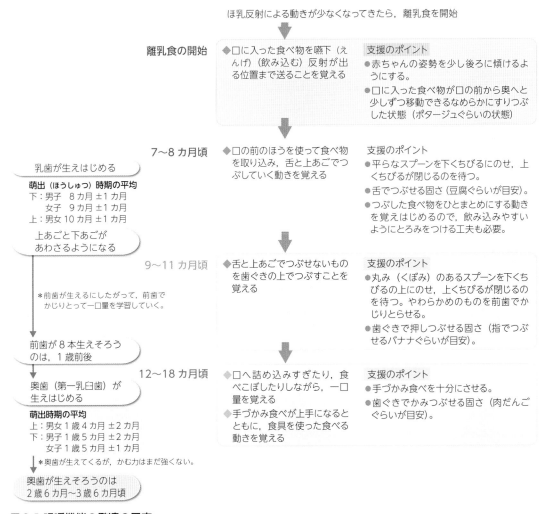

図3 ● 咀嚼機能の発達の目安

（「授乳・離乳の支援ガイド―実践の手引き」（柳澤正義／監　母子衛生研究会／編），母子保健事業団，2008[3)]より引用）

月齢	0～2カ月頃	3～4カ月頃	5～6カ月頃 (1→2回食)	7～8カ月頃 (2回食)	9カ月頃 (3回食)	12～18カ月頃
時間 午前 0:00	授乳					
1:00						
2:00		(授乳)				
3:00	授乳					
4:00						
5:00						
6:00	授乳	授乳	授乳	授乳	授乳	
7:00						離乳食
8:00						
9:00	授乳					
10:00		授乳	離乳食＋授乳	離乳食＋授乳	離乳食＋授乳	授乳または間食（おやつ；補食）
11:00						
午後 0:00	授乳					離乳食
1:00						
2:00		授乳	授乳	授乳	離乳食＋授乳	
3:00	授乳					授乳または間食（おやつ；補食）
4:00						
5:00						
6:00	授乳	授乳	授乳	離乳食＋授乳	離乳食＋授乳	離乳食
7:00						
8:00						
9:00	授乳					
10:00		授乳	授乳	授乳	授乳	
11:00						

10カ月頃より離乳食の時間を大人と同じ食事時間に変えていく。

図4 ● 授乳回数と離乳食のリズムの変化

（「子どもの食生活 第3版」（上田玲子／編著　赤石元子，他／著），ななみ書房，2018[2]）を参考に著者作成）

3）離乳食の進め方（図5）

①開始前に果汁は飲ませない[★11]。

②開始は，おかゆからはじめる。新しい食品を与えるときは1さじずつ与え，食物アレルギー[★12]の症状がないか確認しながら量を増やしていく。症状に備えて小児科の診療時間内に与える。

③開始1カ月を過ぎた頃から離乳食は2回にしていく。

④離乳食が進むにつれ，大豆製品（豆腐→きな粉→納豆），魚（白身魚→赤身魚→青皮魚），卵（固ゆでした卵黄→全卵），肉（ささ身→鶏肉→豚肉→牛肉）というように，脂肪の少ない，加熱してもやわらかいものから進める。

⑤量は，子どもの食欲や成長・発達の状況に応じて調整する。

⑥成長の目安は，乳児身体発育曲線●のグラフに身長，体重を記入して，カーブに沿っているかどうか確認する。

⑦完了は12～18カ月頃と個人差が大きい。完了は，卒乳・断乳を意味するもの

★11　果汁は飲ませない　果汁の摂取により乳汁の摂取が減少することや，過剰な摂取と発育障害との関連が報告されているため，離乳食前の果汁に栄養学的意味は認められていない。

★12　食物アレルギー　乳児の原因食品は，卵，牛乳，小麦の順に多い。

●乳児身体発育曲線→巻末付録❶

離乳の開始 ──────────────➤ 離乳の完了

以下に示す事項は，あくまでも目安であり，子どもの食欲や
成長・発達の状況に応じて調整する。

	離乳初期 生後 5〜6 カ月頃	離乳中期 生後 7〜8 カ月頃	離乳後期 生後 9〜11 カ月頃	離乳完了期 生後 12〜18 カ月頃
食べ方の目安	●子どもの様子をみながら，1日1回1さじずつはじめる。 ●母乳や育児用ミルクは飲みたいだけ与える。	●1日2回食で食事のリズムをつけていく。 ●いろいろな味や舌ざわりを楽しめるように食品の種類を増やしていく。	●食事リズムを大切に，1日3回食に進めていく。 ●共食を通じて食の楽しい体験を積み重ねる。	●1日3回の食事リズムを大切に，生活リズムを整える。 ●手づかみ食べにより，自分で食べる楽しみを増やす。
調理形態	なめらかにすりつぶした状態	舌でつぶせる固さ	歯ぐきでつぶせる固さ	歯ぐきでかめる固さ
1回当たりの目安量				
I 穀類 (g)	つぶしがゆからはじめる。 すりつぶした野菜なども試してみる。 なれてきたら，つぶした豆腐・白身魚・卵黄などを試してみる。	全がゆ 50〜80	全がゆ 90〜軟飯80	軟飯 90〜 ご飯 80
II 野菜・果物 (g)		20〜30	30〜40	40〜50
III 魚 (g)		10〜15	15	15〜20
または肉 (g)		10〜15	15	15〜20
または豆腐 (g)		30〜40	45	50〜55
または卵 (個)		卵黄 1〜 全卵 1/3	全卵 1/2	全卵 1/2 〜2/3
または乳製品 (g)		50〜70	80	100
歯の萌出の目安		乳歯が生えはじめる。	1歳前後で前歯が8本生えそろう。	離乳完了期の後半頃に奥歯（第一乳臼歯）が生えはじめる。
摂食機能の目安	口を閉じて取り込みや飲み込みができるようになる。	舌と上あごでつぶしていくことができるようになる。	歯ぐきでつぶすことができるようになる。	歯を使うようになる。

※衛生面に十分に配慮して食べやすく調理したものを与える。

図5 ● 離乳食の進め方の目安
（「授乳・離乳の支援ガイド（2019年改定版）」（厚生労働省），2019[4]）より引用）

ではない。

4) 献立・調理のポイント

　離乳の進行に応じて，食べやすく調理する。細菌への抵抗力が弱いため，衛生面には十分配慮する。次の食品は与えないようにする。

・消化に悪いもの（練り物，漬物といった加工品など）。

・油脂・調味料・食品添加物を多く含むもの（インスタント食品，お菓子，外食

など）。

- 生もの（生卵，刺身など）。
- カフェイン（緑茶，ウーロン茶など）。
- 食中毒を起こしやすいもの。

　離乳開始1カ月を過ぎた頃からは，栄養バランスに配慮する。味付けはだしを中心にして薄味に慣らす。9カ月頃から少量の調味料で味のバリエーションを増やす。発達段階に合わせてさまざまな食品や調理法を取り入れる。大人の食事からの取り分けは，食べやすい食品を選んで薄味にする。

5）家庭との連携

　次の点に気をつけて，家庭との連携を行っていく。

①家庭での離乳食の進行状況を確認する。

②離乳食の大切さ，進め方を説明する。

③一人ひとりの離乳食進行計画表を作成する。

④食品の確認表を作成する（はじめて食べる食品は家庭で1，2回試してもらう）。

⑤食物アレルギー児には除去食を実施することがある。主治医の指示のもと，除去あるいは代替食を検討し，実施する場合は経過を報告しながら家庭と連絡を密にして進めていく●。

●保育所での食物アレルギー対応→第12章**2**

⑥食事内容や形態，摂食状況，排便状況を保護者に連絡する。

6）ベビーフード

　1996（平成8）年にベビーフード指針（厚生労働省）がまとめられ，「日本ベビーフード協議会」などは，指針のもとに自主規格を作成している。食品添加物，残留農薬，内分泌かく乱物質，遺伝子組換え食品といった基準などを設けて，食品表示がなされている。

　種類は，粉末，フリーズドライ，レトルト，瓶詰め，冷凍などがある。とろみや食品の硬さを参考にしたり，足りない品数として加えたり，外出・旅行先などに持ち歩くのに衛生的である。

　離乳食作りに負担感を感じている保護者は多いので，ベビーフードを手作りする際の参考にするなど上手に選択をしてもらう。その際に，料理名や原材料が偏らないようにする。衛生上，食べ残しは与えない。

7）栄養摂取の問題点

● 鉄欠乏性貧血

　6カ月頃から母乳栄養児は鉄が不足しやすいので，月齢に応じて赤身の魚や肉，レバー，卵，大豆，貝類などの食品を取り入れる。調味素材として，月齢に応じ，

乳児用調製粉乳やフォローアップミルクを使用してもよい。牛乳は鉄が少なく，また牛乳貧血[13]を引き起こすおそれがあるので，1歳までは飲料としない（表4）。

★13　牛乳貧血
牛乳はカルシウムとリンの含有量が多く，鉄と不溶性の複合物を形成して腸からの鉄吸収を阻害する。多飲すると消化管出血（腸管アレルギー）を起こし，鉄の損失を招くという報告もある。

表4 ● 主な成分の比較

100 mLあたり	エネルギー (kcal)	たんぱく質 (g)	脂質 (g)	鉄 (mg)	カルシウム (mg)	ビタミンD (μg)
母乳[*1]	65	1.1	3.5	0.04	27	0.3
乳児用調製粉乳[*2, *3]	66.4〜68.3	1.43〜1.60	3.51〜3.61	0.78〜0.99	44〜51	0.85〜1.2
フォローアップミルクなど[*4, *5]	64.4〜66.4	1.96〜2.11	2.52〜2.95	1.1〜1.3	87〜101	0.66〜0.98
牛乳[*1]	67	3.3	3.8	0.02	110	0.3

＊1　日本食品標準成分表2015年版（七訂）より作成。
＊2　母乳の代替品として飲用に供する乳児用調製粉乳をいう。
＊3　和光堂レーベンスミルクはいはい（アサヒグループ食品），明治ほほえみ（明治），森永はぐくみ（森永乳業），アイクレオバランスミルク（アイクレオ），ビーンスタークすこやかM1（雪印ビーンスターク），雪印メグミルクぴゅあ（雪印メグミルク），12.7〜13％調乳液
＊4　9か月齢以降の乳幼児を対象とするフォローアップミルクのほかに，1〜3歳の幼児を対象とする調製粉乳がある。
＊5　和光堂フォローアップミルクぐんぐん（アサヒグループ食品），明治ステップ（明治），森永チルミル（森永乳業），アイクレオフォローアップミルク（アイクレオ），ビーンスタークつよいこ（雪印ビーンスターク），雪印メグミルクたっち（雪印メグミルク），13.6〜14％調乳液
（「授乳・離乳の支援ガイド（2019年改訂版）実践の手引き」（五十嵐 隆／監），母子衛生研究会，2020[1]）より引用）

● **乳児ボツリヌス症**

　乳児ボツリヌス症の発症を防ぐため，はちみつやはちみつ入り飲料・菓子は1歳まで与えない。ボツリヌス菌は熱に強く，通常の加熱調理では死滅しない。

　乳児ボツリヌス症は，食品中にボツリヌス毒素が存在して起こる従来のボツリヌス食中毒とは異なり，1歳未満の乳児が，芽胞（がほう）として存在しているボツリヌス菌を摂取し，当該芽胞が消化管内で発芽，増殖し，産生された毒素により発症するものである[4]。

● **ウェルニッケ脳症**

　イオン飲料を多く与えると，ビタミンB₁欠乏症を引き起こすことがある。

●ウェルニッケ脳症→
第2章 ★6

● **くる病**

　離乳食が進まずビタミンD不足になり，さらに日光（紫外線）に当たらないとくる病を発症して足が曲がる（O脚，X脚）ことがある。

● **愛情遮断症候群**

　子どもが十分な愛情を受けないまま育つと，十分なエネルギーや栄養素をとっていたとしても心身の発育障害が起こることがある。

8）保護者の悩み

　家庭では，離乳食の不安や悩みが多いので（図6），保育者による具体的な支援が求められる。

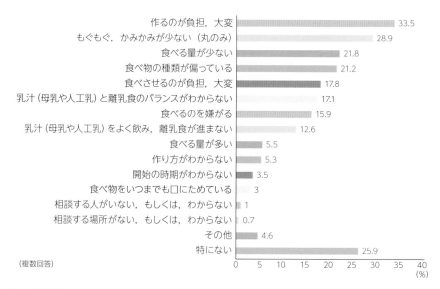

作るのが負担，大変	33.5
もぐもぐ，かみかみが少ない（丸のみ）	28.9
食べる量が少ない	21.8
食べ物の種類が偏っている	21.2
食べさせるのが負担，大変	17.8
乳汁（母乳や人工乳）と離乳食のバランスがわからない	17.1
食べるのを嫌がる	15.9
乳汁（母乳や人工乳）をよく飲み，離乳食が進まない	12.6
食べる量が多い	5.5
作り方がわからない	5.3
開始の時期がわからない	3.5
食べ物をいつまでも口にためている	3
相談する人がいない，もしくは，わからない	1
相談する場所がない，もしくは，わからない	0.7
その他	4.6
特にない	25.9

（複数回答）

図6 ● 離乳食について困ったこと

回答者：0～2歳児の保護者。（「平成27年度 乳幼児栄養調査結果の概要」（厚生労働省）[5]より一部抜粋して引用）

①連絡帳などを利用して詳細に連絡し合う。

②サンプル展示，試食，調理講習会などを行い，保護者が自信をもって作れるように支援する。

③不安が強い場合は，個別相談を行う。場合により専門機関を紹介する。

文献

1）「授乳・離乳の支援ガイド（2019年改訂版）実践の手引き」（五十嵐 隆／監），母子衛生研究会，2020
2）「子どもの食生活 第3版」（上田玲子／編著 赤石元子，他／著），ななみ書房，2018
3）「授乳・離乳の支援ガイド－実践の手引き」（柳澤正義／監 母子衛生研究会／編），母子保健事業団，2008
4）「授乳・離乳の支援ガイド（2019年改定版）」（厚生労働省）（https://www.mhlw.go.jp/content/11908000/000496257.pdf），2019
5）「平成27年度 乳幼児栄養調査結果の概要」（厚生労働省）（https://www.mhlw.go.jp/stf/seisakunitsuite/bunya/0000134208.html）

参考文献

- 「やさしく学べる子どもの食」（堤ちはる／講師 平岩幹男／企画・聴き手），診断と治療社，2008
- 「子どもの食と栄養 改訂第2版」（児玉浩子／編著），中山書店，2014
- 「子どもの食と栄養演習ブック（よくわかる！保育士エクササイズ）」（松本峰雄／監 大江敏江，他／著），ミネルヴァ書房，2017
- 「子育て・子育ちを支援する 子どもの食と栄養」（堤ちはる，土井正子／編著），萌文書林，2021
- 「国民健康・栄養調査」（厚生労働省）（https://www.mhlw.go.jp/bunya/kenkou/kenkou_eiyou_chousa.html）
- 「保育所における食事の提供ガイドライン」（厚生労働省）（https://www.mhlw.go.jp/bunya/kodomo/pdf/shokujiguide.pdf），2012

乳児が楽しく食べるための環境づくりについて考えてみよう。

● 目的

　①発達に合った適正な環境づくりを学ぶ。
　②乳児にふさわしい与え方，声かけの方法を身につける。

● 進め方（方法）

1）子どもの食べたい意欲を育てるには，物的と人的の環境づくりが大切である。
　　それぞれでどのようなことができるかを考える。

　• 物的環境は，部屋環境，食卓の環境，授乳や離乳食を与える食品や道具選びなどである。
　　これらは発達に合わせる。
　• 人的環境は，口腔機能発達に合わせた与え方，楽しく食べたくなる声かけなどである。

2）それぞれ望ましいかかわりをワークシートにまとめる。

食の支援を保育現場から⑤

離乳食のもう一つの役割

　離乳食では，いろいろな食べ物の味や食感を経験しながら，唇，舌，あごの上手な動かし方を学んでいきます。おっぱいからとっていた栄養を食物からとって生きていくための準備期間です。

　口の中に入ってきた食べ物を上あごと舌でつぶしたり，食べ物を舌で左右どちらかに移動して歯ぐきで押しつぶしたり，また，離乳食を通して，口を閉じ食べ物や飲み物が気道に入らないようにフタをするといった練習をしているともいえます。これらは私たち大人が当たり前のように行っている行為ですが，赤ちゃんにとっておっぱいの口から幼児の口に変化していくうえでも重要な意味があります。

　また，離乳食には「食事をとる」だけでなく，もう一つ大切な役割があります。それは発語の練習です。先ほどの舌を器用に動かしたり，気道にフタをしたりというのは言葉を発するために欠かすことができません。食べることが上手になるということは，コミュニケーションの準備期間にもなっているのです。

　口が閉じられるようになると「マ」や「バ」，舌を上下に動かせるようになると「タ」や「ダ」，さらに食べ物をまとめてごっくんとできるようになると「ガ」や「カ」といった発語が聞かれるようになります。子どものロの中の発達と発語と離乳食の進め方は，すべてつながっています。離乳食の進め方は子どもの月齢だけではなく，口の発達という視点も大事になってくるのです。

　また，赤ちゃんからのはじめての発語は本格的なコミュニケーションのはじまりでもあります。赤ちゃんの伝えたいという気持ちを受け止めるように応答したり，赤ちゃんが体験していることを言葉で伝えたりすることも，この時期の保育士さんの大切な仕事なのです。離乳食の時期は食事をとるための練習だけでなく，さまざまな役割があるのです。

第6章
幼児期の発育・発達と食生活

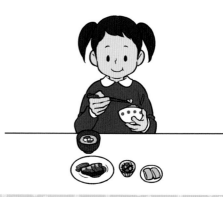

幼児期の食生活

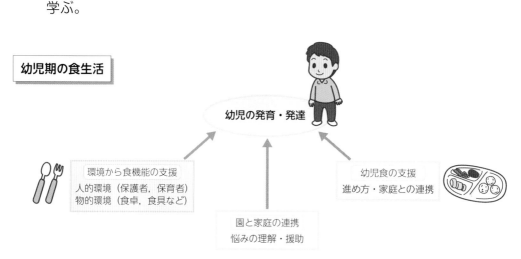

幼児の発育・発達

環境から食機能の支援
人的環境（保護者，保育者）
物的環境（食卓，食具など）

園と家庭の連携
悩みの理解・援助

幼児食の支援
進め方・家庭との連携

1 幼児期の心身の発達と食生活

A. 発育・発達の特徴

幼児期は1〜2歳を前期，3〜5歳を後期とする。身体発育がさかんであり，運動量が増すことから，多くの栄養素等を必要とする。自己主張や社会性の芽生えから，遊び食べ，好き嫌い，むら食いなどの行動が起こりやすい。楽しい食生活や発達に合わせた豊かな経験のなかで食環境を整え，自立★¹に向けた基本的な生活習慣を身につけるようにしていく。

● 身体機能

乳児期に比べて発育速度はゆるやかになり，身長の伸びが著しいため，見た目は細い体型になる。骨格，筋肉，血液量などの身体形成および運動量も増すために，多くのエネルギー，栄養素を必要とする。手指機能の発達に伴い，手づかみ食べから食具使用ができるようになり，食べ方は自立する。

● 消化機能

消化酵素の分泌は増加するものの，依然，未熟である。摂取する量に配慮し，消化不良には気をつける。細菌に対する抵抗力は弱いため，衛生面にも配慮し，食中毒を起こさないように注意する。

● 咀嚼機能

1歳半頃には，前歯と第一乳臼歯が生える◉が，前歯を使ってかみ切ることはできても奥歯が生えそろわないために，硬いものや弾力のあるものをすりつぶすことはまだ難しい。3歳頃までに乳歯は生えそろうが，かむ力はまだ弱いために，硬すぎるものは苦手とすることが多い。奥歯が上下生えそろったら，かみごたえのあるもの★²などを増やしていく。調理形態に配慮しながらさまざまな食品を増やし，食べる経験を広げていく。しかし，咀嚼機能は未熟なため，誤嚥・窒息事故には十分注意する。

● 摂食機能

手づかみ食べからスプーン，フォーク，はしを使うようになる★³（表1）。手づかみ食べは，指先で食べ物の物性を感じ取ること，目と手と口の協働がスムーズになること，一口量を自分で学ぶことなどから，その次の食器や食具がうまく使えるようになるために必要である。

スプーン，フォークの握り方は，発達に伴い手のひら握り，手指握り，鉛筆持ちへと変化する（図1）。鉛筆持ちができるようになれば，はしに移行できる。はしは3歳頃から持ちはじめるが，正しいはし使いは4歳以降に身につきやすい。食べるときの姿勢（図2）にも配慮し，食器や食具は扱いやすいものを用意する。

★1　自立
自立を促すには，自己肯定感を高めること。できないことは周囲が工夫してあげて，やりたがることは応援する。

◉乳歯の生える順序→
　第1章 図7

★2　かみごたえのあるもの
「どんな音がするかな？」「どんな味がするかな？」と聞くことで，楽しくかむことの学びにつながる。
＊かむときの楽しい音，調理するときに聞こえてくる音，おいしそうな音の表現（擬音：コリコリなど）をそれぞれ考えてみよう。

★3　手づかみ食べから食具食べへ
食具食べの移行時期は，皿の立ち上がりのあるものを用意する。手を添えることを学び，傾斜を利用して簡単にすくえれば，自分で食べたい気持ちにつながる。
＊それぞれの食べ方が促される献立を考えてみよう。
はし使いが上手になるには3本指を使った遊びを増やす。
＊保育のなかで取り入れたい遊びを考えよう（例：おりがみ）。

表1 ● 幼児の食の発達

区分 / 食の要点	離乳食 9〜11カ月	幼児食 1歳頃 (1〜1歳半)	幼児食 2歳頃	幼児食 3〜5歳
発達	はいはい	2本足歩行・手指を使う		自我の発達
生歯		前歯，第一乳臼歯	乳歯が生えそろう，第二乳臼歯	安定した時期
口腔機能発達段階		咬断期・一口量学習期	乳臼歯咀嚼学習期	咀嚼機能成熟期
食具使用機能発達段階		食具使用学習開始期	食具使用学習期	食具使用成熟期
食べ方 手づかみ	遊び食べ，こぼす			
食べ方 スプーン			すくう，口などで食べる	
食べ方 フォーク				
食べ方 はし				
形		手づかみしやすい形	スプーンやフォークで扱いやすいもの	
大きさ	1cm角ぐらいの大きさ	前歯でかみきれる大きさ，平らで大きい	小さいもの，大きいものなどいろいろな大きさ	
硬さ	歯ぐきでつぶせる	前歯でかみきれる大きさ，奥歯でつぶせる煮物程度のもの	奥歯ですりつぶせるしんなりいため物程度	大人より少しやわらかめ

資料：幼児食懇話会，1998
（「幼児の食生活」（乳幼児食生活研究会／編），日本小児医事出版，2010[1]より引用）

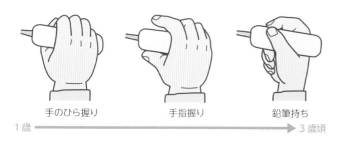

手のひら握り　　手指握り　　鉛筆持ち

1歳 ───────────────→ 3歳頃

図1 ● スプーンの握り方の変化

指は，小指側から発達しはじめ親指側へと進むため，図のように変化していく。無理せず子どもの発達に合った持ち方で進めるようにする。
（「子育て・子育ちを支援する 子どもの食と栄養」（堤ちはる，土井正子／編著），萌文書林，2020[2]・「子どもの食と栄養 演習ブック」（松本峰雄／監 大江敏江，他／著），ミネルヴァ書房，2017[3]を参考に著者作成）

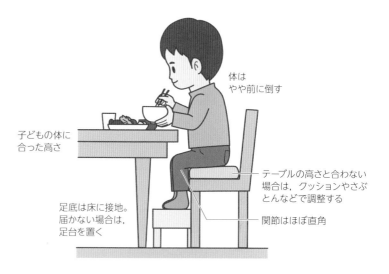

体はやや前に倒す
子どもの体に合った高さ
テーブルの高さと合わない場合は，クッションやざぶとんなどで調整する
関節はほぼ直角
足底は床に接地。届かない場合は，足台を置く

図2 ● 食べるときの姿勢

（「咀嚼の本―噛んで食べることの大切さ」（日本咀嚼学会／編），口腔保健協会，2006[4]）を参考に著者作成）

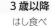

1 歳代	2 歳代	3 歳以降
手づかみ食べ・スプーン食べ	スプーン食べ・フォーク食べ	はし食べ

1 歳代　手づかみ食べ・スプーン食べ

- **手づかみ食べを十分させる。**
- はじめは 1 品練習できるものを用意し，上達したらスティック状，輪切り，乱切りなど，前歯でかじりとれる形状のものを増やしていく。
- 手づかみ食べは 9 カ月頃から，スプーン食べは 12 カ月頃からはじまる。
- 汚れてもよい環境（エプロンをつける，下にシートを敷く）をつくる。
- 食べる意欲を尊重する。

2 歳代　スプーン食べ・フォーク食べ

- **スプーン**：握る力が弱いので，柄の部分はあまり細くないものが適している。幅は口の幅の約 2/3 を目安に，ボール部分は深さがあるものがよい。
- **フォーク**：スプーンに同じ。先端の刺す部分は約 2 cm で，安全なもの。一口量を覚えるためにも，必ず上下の口唇を閉じて挟む必要があるので口唇の使い方に注目。
- 2 歳半頃には，こぼさないで食べられるようになる。

3 歳以降　はし食べ

- 手指機能が未熟なときにははしは使わない。3～4 歳にはしを持ちたがるようになるが，上達した状態を保持することは難しい。
- はし使いは 5～6 歳頃までは自然に見守る。

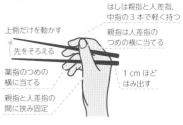

はしは親指と人差指，中指の 3 本で軽く持つ
親指は人差指のつめの横に当てる
上側だけを動かす
先をそろえる
薬指のつめの横に当てる
親指と人差指の間に挟み固定
1 cm ほどはみ出す

3cm

使いやすいはしの長さ = 手の長さ + 3 cm

目安の長さ　3 歳 … 14 cm
　　　　　　　4 歳 … 15 cm
　　　　　　　5 歳 … 16 cm

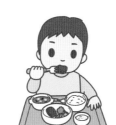

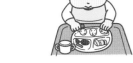

図 3 ● 食べ方の支援

食べ方の支援は図 3 に示す。

● 精神発達

　自我の発達や社会性の発達により，食行動は変化する。1 歳頃は，自分で食べたい気持ちの表れが手づかみ食べや遊び食べになり，自己主張が強くなると好き嫌いが多くなる。2 歳頃には仲間と同じものが食べたくなり，3 歳頃には仲間と食事の情報交換ができるようになるので食べるのに時間がかかる。4, 5 歳頃には食べものを分け合うことができるようになるので，協調性や道徳性が芽生える。苦手なものもがまんして食べてみようとする行動もみられる。共食を通してよい食習慣や生活習慣の基礎づくりをしていく。

●食行動の発達の目安→
　第 1 章 図 8

1）日本人の食事摂取基準

　30～40 歳代と比較すると，幼児期のエネルギーとたんぱく質，脂質，カルシウム，鉄は表 2 のようになる。エネルギー量は，成人女性と比較すると 1～2 歳が約半分弱，3～5 歳が半分強必要であり，たんぱく質は，3～5 歳で成人女性の約半分必要とする。また，3～7 歳男児では，カルシウム，鉄の必要量は成人女性とほぼ変わらない。食事だけでは栄養素等をとることが難しいために，3 回の食事と間食（おやつ）の役割が大きいといえる。

2）1 日の目安量

　1 日のエネルギー量の配分例を表 3 に示した。献立の基本は，1 回の食事ごとに，バランスよく一汁二菜（主食，主菜，副菜，汁物）とする。

表2 ● 日本人の食事摂取基準（推奨量）

年齢	性別	推定エネルギー 必要量*（kcal/日）	たんぱく質 （g/日）	脂質目標量 （％エネルギー）	カルシウム （mg/日）	鉄 （mg/日）
1～2	男	950	20		450	4.5
	女	900	20		400	4.5
3～5	男	1,300	25		600	5.5
	女	1,250	25		550	5.5
6～7	男	1,550	30	20～30	600	5.5
	女	1,450	30		550	5.5
30～49	男	2,700	65		750	7.5
	女	2,050	50		650	6.5 （月経なし）

＊　身体活動レベルをⅡ（ふつう）とする。
（「日本人の食事摂取基準（2020 年版）「日本人の食事摂取基準」策定検討会報告書」（厚生労働省），
2019[5]）より抜粋）

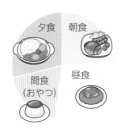

表3 ● 1日のエネルギーの配分例

食事	配分（％）
朝食	20～25
昼食	25～30
間食（おやつ）	10～20
夕食	25～30

（「子育て・子育ちを支援する 子どもの食と栄養」（堤ちはる，
土井正子／編著），萌文書林，2020[2]）より一部抜粋して引用）

　かみごたえのある食品は，かむ能力に合わせて調理の工夫をする。食物繊維の多い野菜，きのこ，海藻，肉，干物などは，切り方や加熱時間，水分量などで調整する。よくかむようにするには，硬めの食品にも慣らしていく必要がある。

　脂肪の多い洋食に偏らず，和食も組み合わせる。幼児は一般的に野菜を苦手とするが，生活習慣病予防の観点からも，調理の工夫をして食べられるようにしていく。

　栄養バランスのとり方は，幼児向け食事バランスガイド●を参考にする。

B. 間食（おやつ）の意義

● 栄養的役割

　低年齢ほど1回に食べる量は限られるため，間食（おやつ）★4を食事の一部と考え，エネルギー，栄養素，水分を補給する。穀類，いも類，牛乳・乳製品，果物などを使用する。

● 精神的役割

　食事とは違う食感，香り，味などから，楽しさを味わうことができる。遊びに夢中になっているときは休息を与え，気分転換や安らぎなどにもなる。

●東京都幼児向け食事バランスガイド→
巻末付録㉕

★4　間食（おやつ），補食
間食（おやつ）は食事時間以外に食べ物やジュースなどの飲料をとることすべてを指す。一般的に間食（おやつ）が使われることが多いが，どちらかといえば間食（おやつ）は「精神的役割」が大きく，補食は「栄養的役割」を示すことがある。

● 教育的役割

　一緒に手作りすることは，食べ物に興味をもつようになるだけでなく，協同性，思考力，数量などの関心が高まる。また，手洗いやあいさつなどの食習慣を無理なく身につける機会になる。

1）間食（おやつ）の与え方

● 適量

　1日に必要なエネルギー量の10〜20％とし，1〜2歳児は約100〜150 kcalを1日1〜2回，3〜5歳児は約150〜250 kcalを1日1回が目安となる。個人差，食事量，食事間隔，運動量などを考慮する。

● 望ましい与え方

　むし歯予防のためにも，時間を決めて与えることが望ましい（図4）。むし歯のありなし別に間食（おやつ）の与え方を調べた結果から，むし歯を防ぐには，時間を決めて与える，甘いものを控える，欲しがるときにあげない，という点に配慮する（図5）。市販の菓子類を利用するときは，エネルギー量，栄養素，食品添加物などの成分表示を確認し，塩味，甘味，脂質，香料，合成着色料などが多いものはとりすぎないようにする。

　間食（おやつ）の内容[★5]は，スナック菓子，アイスクリーム，ゼリー，せんべい，チョコレート，ビスケット類，菓子パンが多く，果物，牛乳・乳製品は減少傾向である。大人が適時適量を心がけ，肥満，むし歯，偏食，食欲不振の原因にならないようにする。

★5　間食（おやつ）の内容
水分と栄養補給ができるもの，消化・吸収のよいもの，薄味のものとする。卵，乳製品，果物，いも類，穀類などを組み合わせて考えるとよい。

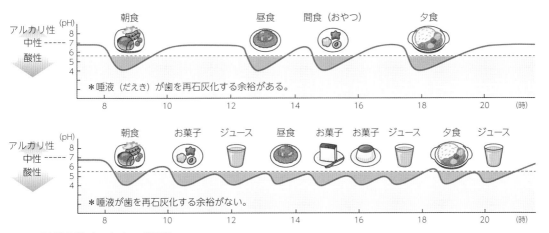

図4 ● **時間を決めて与える必要性**
口腔内が酸性になるとむし歯になりやすい。唾液は，口腔内の酸を中和するはたらきや歯の表面のエナメル質を修復する作用がある。再石灰化：溶けてしまった歯の成分をもとに戻すはたらき。ダラダラ食べはむし歯になりやすい。（「乳幼児の口と歯の健診ガイド 第2版」（日本小児歯科学会／編），医歯薬出版，2012[6)]より引用）

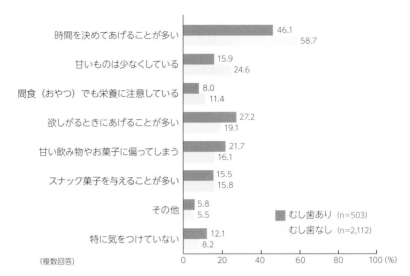

時間を決めてあげることが多い 46.1 / 58.7

甘いものは少なくしている 15.9 / 24.6

間食（おやつ）でも栄養に注意している 8.0 / 11.4

欲しがるときにあげることが多い 27.2 / 19.1

甘い飲み物やお菓子に偏ってしまう 21.7 / 16.1

スナック菓子を与えることが多い 15.5 / 15.8

その他 5.8 / 5.5

特に気をつけていない 12.1 / 8.2

■ むし歯あり（n=503）
　 むし歯なし（n=2,112）

（複数回答）

図5 ● むし歯の有無別 間食（おやつ）の与え方
（「平成27年度 乳幼児栄養調査結果の概要」（厚生労働省）[7]より引用）

C. 弁当と衛生管理

1）栄養バランス

　弁当を詰める際，弁当箱の表面積で主食1/2，残りの半分は主菜1/3，副菜2/3にするとバランスよく栄養がとれる（図6A）。子どもが残したとしても無理強いはしないが，この基本的な配分を続けていくことが望ましい。

2）弁当箱の容量

　1日のエネルギー必要量から，一食当たりの弁当箱の容量を算出する。図6Aのような詰め方をすれば，例えば弁当箱300 mLは300 kcalになる。弁当箱の選び方は，成長に合わせて容量の確認をすること（図6B），食べる量には個人差があるので，無理なく食べられる量，あるいは空腹になりすぎない程度にすることである。

3）衛生管理

　食中毒予防には，「付けない」「増やさない」「やっつける」の3原則が重要である。「付けない」は，食品に適する保存状態とすることや，生の肉，魚，卵を取り扱う前後は手をよく洗う，生の肉や魚を使った包丁，まな板などはよく消毒するなどがある。「やっつける」は，食品の中心まで加熱する（中心温度75℃で1分以上の加熱），前日に調理したものは再加熱するなどがある。「増やさない」は，加熱していないものはなるべく入れないかよく洗う，加熱したものは必ず冷ましてから詰める，水分はしっかり取り除く，味付けは濃いめにする，暑い時期は保冷剤等を利用するなどがある。

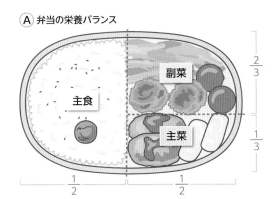

Ⓐ 弁当の栄養バランス

Ⓑ 弁当箱の容量

弁当のエネルギー量の目安

1日のエネルギー必要量（日本人の食事摂取基準）の約30%

年齢	1日の推定エネルギー必要量* (kcal)	30%⟶ 弁当のエネルギー必要量	弁当箱の容量
1〜2歳	男 950　女 900	⟶ 約280 kcal	⟶ 約280 mL
3〜5歳	男 1,300　女 1,250	⟶ 約380 kcal	⟶ 約380 mL
6歳	男 1,550　女 1,450	⟶ 約450 kcal	⟶ 約450 mL

＊　身体活動レベルをⅡ（ふつう）とする。

図6 ● 弁当の栄養バランスと弁当箱の容量

（「3・1・2弁当箱ダイエット法」（足立己幸，針谷順子／著），群羊社，2004[8]）を参考に著者作成）

D. 誤嚥と窒息事故

　咀嚼機能の未熟な1，2歳児には，調理の工夫が大切である。食べにくい食品の特徴とその食品例を表4に示す。食物による誤嚥や窒息は，4歳頃まで起きやすいので注意が必要である。特に，ピーナッツ[★6]は6歳まで，こんにゃくゼリー，もちは3歳まで与えないほうがよい。与える場合は，大人の見ている前で座らせて食べさせる，乗り物の中では食べさせない，食べ物で遊ばせない，食べているときは驚かさないことなどが大切である。

★6　ピーナッツ
5歳以下の子どもには食べさせないよう消費者庁が注意喚起をしている（https://www.caa.go.jp/policies/policy/consumer_safety/caution/caution_047/）。気管支にはまり込むと窒息しやすいだけでなく，脂肪酸の刺激により肺炎を起こし，呼吸困難を生じやすい（ピーナッツ肺炎）。ピーナッツ入り菓子は注意が必要。

表4 ● 咀嚼機能の未熟な1，2歳児に配慮したい食品例

特徴	食品例	工夫
弾力性の強いもの	かまぼこ，こんにゃく，いか，たこ，かたまり肉	• こまかくする • すりつぶす
皮が口に残るもの	豆，トマト	• 皮をとる
口の中でまとまりにくいもの	ひき肉，ブロッコリー	• とろみをつける • やわらかく加熱する
ペラペラしたもの	わかめ，レタス，薄切りきゅうり	• やわらかく加熱する • ひと塩する
唾液を吸うもの	パン，ゆで卵，さつまいも	• 水分，油分を加える
誤嚥・窒息しやすいもの	もち，こんにゃくゼリー，ピーナッツ，大豆，ミニトマト，ぶどう，団子，パン，丸いあめ，りんご片，たくあん，ちくわ，ソーセージ，ポップコーンなど	• 小さく切る • ゆっくり食べさせる • 水分を加える

（堤ちはる：乳幼児栄養の基本と栄養指導．小児科臨床，62：2571-2583，2009[9]）を参考に著者作成）

② 幼児期の栄養の問題

A. 保護者の悩み

　食生活上，保護者が食事について困っていることを図7に示した。全体で困っていることは，食べるのに時間がかかる，偏食する，むら食い，遊び食べをする，の順に多くみられた。

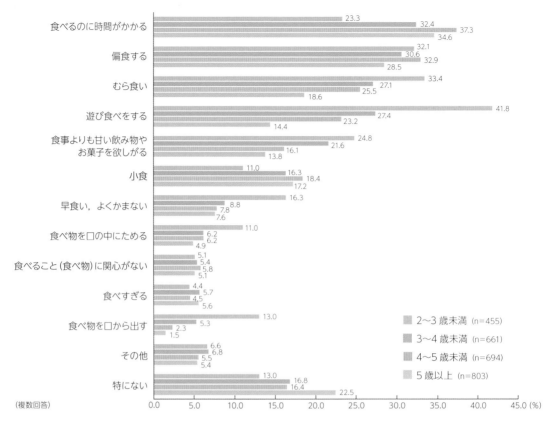

食べるのに時間がかかる 23.3 / 32.4 / 37.3 / 34.6
偏食する 32.1 / 30.6 / 32.9 / 28.5
むら食い 33.4 / 27.1 / 25.5 / 18.6
遊び食べをする 41.8 / 27.4 / 23.2 / 14.4
食事よりも甘い飲み物やお菓子を欲しがる 24.8 / 21.6 / 16.1 / 13.8
小食 11.0 / 16.3 / 18.4 / 17.2
早食い，よくかまない 16.3 / 8.8 / 7.8 / 7.6
食べ物を口の中にためる 11.0 / 6.2 / 6.2 / 4.9
食べること(食べ物)に関心がない 5.1 / 5.4 / 5.8 / 5.1
食べすぎる 4.4 / 5.7 / 4.5 / 5.6
食べ物を口から出す 13.0 / 5.3 / 2.3 / 1.5
その他 6.6 / 6.8 / 5.5 / 5.4
特にない 13.0 / 16.8 / 16.4 / 22.5

2〜3 歳未満 (n=455)
3〜4 歳未満 (n=661)
4〜5 歳未満 (n=694)
5 歳以上 (n=803)

(複数回答)

図7 ● 現在，子どもの食事について困っていること
回答者：2〜6歳児の保護者。(「平成27年度 乳幼児栄養調査結果の概要」(厚生労働省)[7]より引用)

★7 適切にかかわる 食事の場面では，基本的な信頼感が成立することからはじまり，その後，自己主張が発達してからがまんを覚えるという順番がある。「にんじん食べる？」「いや」(自己主張)「にんじんは嫌なのね」(受け入れる)「それではお魚から食べて，その後にんじんを食べよう」(提案)。いろいろ試すことが大切。

年齢ごとにみると，年齢とともに減少，あるいは増加する食行動がある。保護者には，子どもの年齢による悩みの変化はすなわち発達の変化であることを伝えながら，子どもに合わせた対応のしかたをアドバイスする必要がある。

園と家庭においては，かかわりを重視し適切にかかわる★7必要がある。また，支援を計画的に行うためには，生活リズムが朝型か，食事の前はおなかが空いているか，食事時間は適正か，発達に合った食事形態か，集中できる環境か，友だちや家族と食べる楽しい食事になっているかなどを園と家庭で確認し，子どもの成長・発達に合わせて対応する。子どもの発達上の問題や保護者の悩みが強いときは，地域との連携（病院，保健センター，各種相談機関など）を考えていく。

B.悩みの考え方とその対応

1）食べるのに時間がかかる

3歳頃になると食事をしながら会話が弾むようになるので，食べることに集中させながら話に付き合う。子どもがよくかんで楽しみながら食べているなら，大

人も共食を楽しむゆとりが必要である。

　反対に，会話もせず，一人だけで黙々と時間をかけて食べていることがある。周りの過干渉や無理強いなどによって起こりやすいので，かかわり方に問題がないか確認する。

● 対応のポイント

• 食事に集中できる環境を整える。

• 盛り付けは少量にする。

• 嫌いなものを無理強いしない。

• 発達に合った硬さにする。

2）偏食する

　幼児の好き嫌いは変化するので，根気よく子ども自身が自分から食べたくなるように接する。強制せずに気長に見守る。

● 対応のポイント

• 周りの人がおいしそうに食べるようすを見せる。

• 発達年齢に合わせたやわらかさや大きさにする。

• 味付けの工夫やとろみをつけるなどして味わいやすくする。

• 励ましや少しでも食べたらほめるなど自信につなげる。

• 買い物や下ごしらえなどの手伝いをさせてみる。

• 菜園活動，クッキングなどの機会をつくる。

3）むら食い，小食

　感情や周囲の環境，生理的食欲などに左右されやすく，食欲は一定ではない。ダラダラ食べ★8が食欲につながらないこともある。身長・体重が成長曲線◉に沿っており，1週間単位で少量でも平均してまんべんなく食べていれば心配ない。子どもが食べてくれないほど保護者の悩みは強い。保護者を焦らせないように接する。

● 対応のポイント

• 生活習慣の見直しをする。

• 授乳，間食（おやつ）を減らす。

• 盛り付けは少量にする。

• 食事を小分けにして1日4～5回にする。

• 生活全体の活性化を図る。

4）遊び食べをする，食べ物を口から出す

　手づかみ食べの時期に起こりやすい。口から出すのは，硬くて飲み込めないことが考えられる。発達の過程として見守り，食べることに集中できるようかかわ

★8　ダラダラ食べ
原因には，ベビーカー，電車，車などでの移動時，駆け引き，ごほうびなどで与えることがある。保護者には与え方に気をつけてもらう必要がある。

◉パーセンタイル身長・体重成長曲線→巻末付録❸

る。おなかが満たされて遊びはじめたら「ごちそうさま」をして切り上げる。

● 対応のポイント

・汚されてもよいようにエプロンをつける。

・床にシートを敷くなど片づけを容易にする。

・食事は適度な硬さ，大きさにし，とろみをつける。

・大人と一緒に食べる。

5）かまない，丸のみをする

　摂食機能に合う調理形態にし，会話を楽しみながらゆっくり味わう練習をする。幼児期からの肥満予防にはよくかむことを学習させる必要がある。

● 対応のポイント

・飲み込みを確認してから次の食物を与える。

・前歯でかじりとれる大きさにする。

・硬めの献立を増やす。

・よくかんでから水分を飲ませる。

・奥の歯ぐき，奥歯でかむ練習をする。

・食事時の姿勢を正す。

6）食べ物を口の中にためる，吸い食べ★9

　2歳頃に起こりやすい。眠いときなど，指しゃぶりと似た行動をとる。強制されると緊張から口にためることがあるので，楽しく食べるようにする。

● 対応のポイント

・食事にかける時間は長すぎないようにする。

・硬すぎるものは，やわらかく（細かく切り，とろみをつける）する。

・しからずに楽しく食べる。

★9　吸い食べ
前歯の裏側に食べ物を入れてしまい，かまずに吸うように音をたててしまう食べ方。

文献

1）「幼児の食生活」（乳幼児食生活研究会／編），日本小児医事出版，2010

2）「子育て・子育ちを支援する 子どもの食と栄養」（堤ちはる，土井正子／編著），萌文書林，2021

3）「子どもの食と栄養 演習ブック（よくわかる！保育士エクササイズ）」（松本峰雄／監　大江敏江，他／著），ミネルヴァ書房，2017

4）「咀嚼の本─噛んで食べることの大切さ」（日本咀嚼学会／編），口腔保健協会，2006

5）「日本人の食事摂取基準（2020年版）「日本人の食事摂取基準」策定検討会報告書」（厚生労働省）（https://www.mhlw.go.jp/content/10904750/000586553.pdf），2019

6）「乳幼児の口と歯の健診ガイド 第2版」（日本小児歯科学会／編），医歯薬出版，2012

7）「平成27年度 乳幼児栄養調査結果の概要」（厚生労働省）（https://www.mhlw.go.jp/stf/seisakunitsuite/bunya/0000134208.html）

8）「3・1・2弁当箱ダイエット法（たのしい食育BOOK）」（足立己幸，針谷順子／著），群羊社，2004

9）堤ちはる：乳幼児栄養の基本と栄養指導. 小児科臨床, 62：2571-2583, 2009

参考文献

- 日本小児歯科学会：日本人小児における乳歯・永久歯の萌出時期に関する調査研究．小児歯科学雑誌，26：1-18，1988
- 「乳幼児の食行動と食支援」（巷野悟郎，他／監），医歯薬出版，2008
- 「イラストで読む！幼稚園教育要領 保育所保育指針 幼保連携型認定こども園教育・保育要領はやわかりBOOK」（無藤　隆，汐見稔幸／編），学陽書房，2017
- 「乳幼児の摂食指導」（向井美惠／編著），医歯薬出版，2000
- 「小児科外来や乳幼児健診で使える食と栄養相談Q&A」（平岩幹男／監　大矢幸弘，他／編），診断と治療社，2016

子どもに身につけさせたい食のマナーを書き出してみよう。

● 目的

保護者自身が食のマナーを知らなくなっているために，子どもに教えることが難しくなっている。厳しいしつけは望ましいとはいえないので，子ども自身が自然に身につけたり，楽しく学んだりすることが大切である。

● 進め方（方法）

1) 1〜2歳は食事のしかたを身につけることがマナーを学ぶことであり，3歳以降は食事を通して社会性を身につけていく。また，マナーを身につけることにより，むし歯，肥満，偏食などを防ぐこと，誤嚥や窒息事故を予防することができるので，その時期に適するかかわり方を学ぶ。
2) 年齢ごとに教えたいマナーとその意味を考え，ワークシートに記入する。

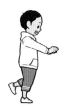

人間だけが行う栽培という行為

　便利な社会をめざしてきた結果，社会のあらゆる
ものが分業化されたことによって子どもの「食」で
一番変化したことは，「調理する前の食品に触れる機
会が減った」ということではないでしょうか？

　そんな時代のなか，海外の保育園や学校では園庭
や校庭に必ず栽培スペースを作るようになっていま
す。食育とともに心のリハビリとしての効果も期待
されているのでしょう。都市部の保育園などでは，
土や草といった自然物と意図的に触れ合う機会を増
やすことは，今後ますます重要になってくると思わ
れます。

　私の保育園でも，小さな菜園やプランターで野菜
を育てています。広い園庭のない保育園でも，少し
のスペースで野菜を育てることは可能です。小さな
種を土の中に植え，水をあげていると，ある日ひょっ
こりと芽を出します。それがちょっとずつ生長し，
花が咲き，実がなっていくという時間を子どもたち

と共有していくときには，さまざまなドラマが待ち
受けています。予期しない虫が登場したり，思った
ほど大きくならなかったり，枯れそうになってしまっ
たり，ボールがぶつかり茎が折れてしまったり……
そんなハプニングを経験しながら，数カ月後の収穫
を夢見て世話をし，さらに収穫したものをどのよう
に食べようかと頭を悩ます時間は，子どもにとって
も保育士にとってもかけがえのない期間になるよう
です。

　種まき・開花・結実・収穫という一連の体験を通
し，責任感・観察力，思いやりといった心の育ちに
加えて，仲間同士の達成感や満足感といった集団の
育ちを実感することもできます。自ら育てたものを
自ら食べるという行為は，人間だけが行う特別な営
みです。栽培体験は子どもたちの人間的な成長を育
むためにも，大切な食育活動なのかもしれません。

第7章
学童期・思春期の発育・発達と食生活

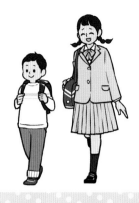

point

- ☑ 学童期・思春期の栄養管理は，学童期・思春期の成長や発達ばかりでなく，成人期以降の健康状態に影響することを理解する。

- ☑ 思春期は身体的・精神的変化が大きく，異常を生じやすいため，本人の自覚と周囲の理解，協力が必要であることを理解する。

- ☑ 学校・家庭・地域における食育を通じた，食の自己管理能力の形成の重要性を理解する。

学童期・思春期の
栄養管理，食育の
必要性

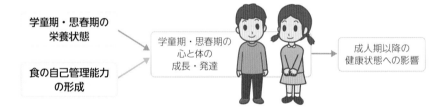

学童期・思春期の
栄養状態

食の自己管理能力
の形成

学童期・思春期の
心と体の
成長・発達

成人期以降の
健康状態への影響

❶学童期・思春期の心身の発達と食生活

　学童期とは，小学校に通う6～11歳までをいう。おだやかに成長し，体力，運動能力を伸ばし，さまざまな知識を吸収し，経験を積み，集団のなかで社会性を身につけ，行動の範囲を徐々に広げていく。

　思春期とは，WHO（World Health Organization：世界保健機関）の定義によると，第二次性徴★1の出現から性成熟までの期間を指す。個人差があるが，男子12～18歳頃，女子10～18歳頃をいう。性ホルモンの分泌に伴う身体の劇的な変化への戸惑い，自己のあり方や異性，友人の悩み，親子の葛藤などを経験する，子どもから大人になる過渡期である。

A. 発育の特徴

1）身長，体重

　学童期前半は幼児期に引き続き，おだやかに成長する。学童期後半から身長，体重は急激に発育する。これを成長スパート（第二発育急進期）という。なお，第一発育急進期は胎児期の終わりから乳児期にかけてをいう。発育には男女差があり，女子のほうが2歳ほど早く成長スパートを迎え，一時的に女子の体格が男子を上回る。その後，男子が著しい発育を示し，女子を追い抜く（図1）。

2）骨の成長

　身長が伸びるのは，骨が伸びるからである。エストロゲン★2は骨の成長を促す。子どもの骨には軟骨部分（骨端線）があり，軟骨が増殖し，そこへカルシウムなどが沈着することで骨が硬くなると同時に伸びていく。エストロゲンには骨端線

★1　第二次性徴
男性ホルモン，女性ホルモンなどの性ホルモンの放出が増大することにより，性器以外の特徴が現れる（陰毛，声変わり，乳房のふくらみ，初潮，体形の変化など）。なお，第一次性徴は生まれてすぐわかる男女の特徴（精巣，子宮，卵巣，外性器など）のこと。

★2　エストロゲン
女性ホルモンの一種。女子に比べると少ないが，男子も分泌する。

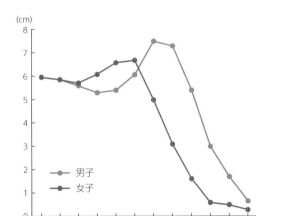

図1●身長の年間発育量
（「令和元年度学校保健統計（学校保健統計調査報告書）の公表について　2調査結果の概要」（文部科学省）[1]より著者作成）

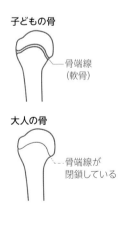

子どもの骨

骨端線
（軟骨）

大人の骨

骨端線が
閉鎖している

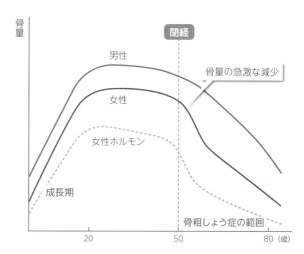

図2 ● 骨量の変移

(「骨粗鬆症 検診・保健指導マニュアル 第2版」(骨粗鬆症財団／企画　折茂
肇／監　細井孝之，曽根照喜／編)，ライフサイエンス出版，2014[2])より引用)

を閉鎖させる作用もあり，閉鎖すると成長が停止する。

　骨の太さ，密度は20歳ごろまで増大する（図2）。加齢によりエストロゲンと
いった女性ホルモンの分泌が衰えると，骨密度が減少し，骨がもろくなる骨粗しょ
う症になることがある。将来の骨粗しょう症を予防するためには，骨量が増える
10歳代のうちに，最大骨量（ピークボーンマス）を上げておくことが重要であ
る。骨量を上げるためには，骨の成分となるたんぱく質やカルシウムのほか，カ
ルシウムの吸収を助けるビタミンD，骨の形成を助けるビタミンKなどを十分摂
取し[注]，運動をすることが効果的である。

●ビタミン→第2章 表5

3) 永久歯への生え変わり

　身体の成長に伴ってあごも成長し，6歳頃から乳歯が永久歯に生え変わりはじ
め，12歳前後に完成する。20本だった乳歯は28本になる。乳歯のむし歯を治療
せず放置しておくと，永久歯の歯ならびに影響することがある。生えたばかりの
歯はやわらかく，酸の影響を受けやすいため，むし歯になりやすい。

　第三大臼歯（親知らず）は15歳頃から生えはじめるが，時期については個人差
が大きく，生えない場合もある。

4) 運動機能の発達，運動体力の向上

　学童期になると，幼児期から習得してきた基本的な動作もスムーズに行えるよ
うになり，ソフトボール投げや反復横飛び，立ち幅跳びなど巧緻性や敏捷性，瞬
発力などの運動機能が発達する。思春期頃になると，呼吸・循環器系が発育，発
達し，持久力が向上する。また，男性ホルモンは筋力を向上させる。欧州の研究

ではあるが，小学校高学年の男子にアスリート並みの持久力や回復力があることが報告されている[3]。

　近年,体力が高い子どもと低い子どもの格差が広がっている。学童期・思春期にスポーツを楽しむためには,幼児期から多様な運動能力を獲得することが重要である。

5）脳の発達

　脳は6歳頃までに成人の脳重量にほぼ近づくが，引き続き発達を続ける。脳の神経細胞がつくる神経回路は，この時期，最も複雑になる。思春期に入ると不必要な神経回路は使われなくなり，より高速な情報伝達のできる脳へと変容する。意思決定や計画，推論などの高度な機能をもつ前頭前野は，脳のなかで最後に成熟する。思春期に衝動を制御できなかったり，判断力が欠けたりするのはこのためであるかもしれない。

6）精神機能の発達

　学童期になると，言語能力や認識力も高まる。ものごとをある程度対象化して認識できるようになり，自分のことも客観的にとらえるようになると，自己肯定感をもちはじめる。しかしながら，発達の個人差から，自尊感情の低下などにより劣等感をもってしまうこともある。また，集団に主体的に関与し，子どもの仲間集団をつくるようになる。

　思春期に入ると，親や友だちとは異なる自分独自の内面の世界があることに気づきはじめ，自意識と客観的事実との違いに悩み，さまざまな葛藤のなかで，自らの生き方を模索しはじめる。友人関係に強い意味を見出す一方，他者との交流に消極的になる傾向もみられる。また異性への関心も高まる。親に対しては反抗期を迎えることもある[4]。この頃，不適切なダイエットや摂食障害，飲酒など，問題のある食行動も起こりやすい。

B.食事摂取基準

　日本人の食事摂取基準※では，小学生（6〜7歳，8〜9歳，10〜11歳），中学生（12〜14歳），高校生（15〜17歳）に区分している。小学生より，身体活動レベルは「低い（Ⅰ）」「ふつう（Ⅱ）」「高い（Ⅲ）」の3区分となり，エネルギー必要量に差がある。

※日本人の食事摂取基準
　→第3章1

　思春期は身体の成長期であり，1日当たりの基礎代謝量が増大することから，エネルギー必要量は生涯で最大になる。身体の成長に伴い，筋肉，内臓，血液，骨などを作るためのたんぱく質やカルシウム，鉄などのミネラルの必要量も増大する。特に，女子は月経がはじまると鉄の必要量が急増する。

② 学童期・思春期の栄養の問題

A. 食生活の実態

成長するにつれて行動範囲が広がり，保護者と一緒の食事から，友だちとの買い食いや食事など，食行動や食事内容にも変化が現れる。この時期の食習慣は成人後にも一部引き継がれていく。

1）栄養素の摂取

●ミネラル（無機質）→
　第2章**3**-E
●高血圧症→
　第8章**2**-A-4）

小学3年生，5年生および中学2年生の食事を調べた調査では，男女とも，食塩，脂質の過剰摂取および食物繊維，カルシウム，鉄の摂取不足の傾向が指摘されている[5]。カルシウムや鉄は成長に欠かせない栄養素●であり，食塩や脂質のとりすぎ，食物繊維の不足は高血圧症●などの生活習慣病につながるため，注意が必要である。

2）朝食欠食

学年が上がると朝食を欠食する者が多くなる（図3）。また朝食といっても，パンやご飯といった主食のみですませていることも多い[6]。バランスのよい朝食をとらないと，たんぱく質や炭水化物，食物繊維，ビタミンのほか，カルシウムや鉄などのミネラルの摂取量が少なくなる傾向がある[7]。朝食の摂取と学力には関連がみられる（図4）。他に，朝食欠食と肥満や，体力の低下，体調不良との関連も指摘されている。

朝食を食べない理由は，食べる時間がない，食欲がないが多くあげられている[6]。朝食欠食は就寝時刻や睡眠時間，夜食の摂取など，他の生活習慣とも関連している[9]。朝食を含む基本的な生活習慣の確立をめざして，2006（平成18）年より文部科学省では「早寝早起き朝ごはん」運動を推進している。

3）間食（おやつ），夜食

間食（おやつ）でよく食べられるのは，スナック菓子，あめ，チョコレート，ビスケットなどの菓子類が多い[10]。スナック菓子には脂質や食塩，洋菓子には脂質が多く，どちらも食物繊維やビタミン，ミネラルは豊富ではないものが多い。楽しみは間食（おやつ）の目的の一つであるが，食事でとりきれない栄養素等を補うことが本来の目的である。菓子類を適量とることや，カルシウムが豊富な間食（おやつ）などとすることが，小学校における食育で取り上げられている。

★3　ペットボトル症候群
糖尿病の自覚がない人が，糖質を多く含む清涼飲料水などを大量に飲むことで急性の高血糖状態になること。吐き気や昏睡，時には死亡することもある。

一方，学童期・思春期における清涼飲料水の平均摂取量はアメリカなどに比べ少ないが，個人差が大きい。また，いわゆるペットボトル症候群★3の発症が小学生からも報告されている。自分で食べ物を買うことや，運動習慣があると清涼飲

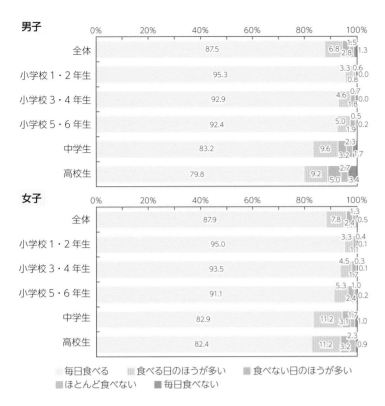

男子

女子

凡例: 毎日食べる／食べる日のほうが多い／食べない日のほうが多い／ほとんど食べない／毎日食べない

図3 ● 朝食の摂取状況
（「平成30年度・令和元年度児童生徒の健康状態サーベイランス事業報告書」，日本学校保健会，2020[6]より転載）

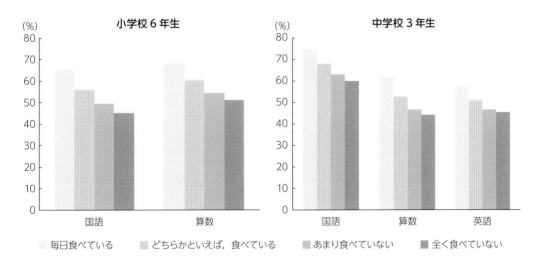

凡例: 毎日食べている／どちらかといえば，食べている／あまり食べていない／全く食べていない

図4 ● 朝食摂食と学力調査の正答率
（「平成31年度（令和元年度）全国学力・学習状況調査資料」（文部科学省 国立教育政策研究所）[8]より著者作成）

料水の摂取量が増えることから[11]注意が必要である。清涼飲料水のとり方も食育でよく取り上げられるテーマの一つである。

夜食の習慣は小学生では10％だが，学年が進むと増加し，特に男子では中学生の約5人に1人が，高校生では約4人に1人が夜食をとっている[6]。

4）孤食

朝食を一人で食べることが「よくある」，または「ときどきある」のは小学校1年生では約17％だが，学年が上がると増え，中学生では約50％，高校生では約65％になる。夕食を一人で食べるのは小学生では約2％だが，中学生では約20％，高校生では約30〜40％と増加する。背景には，子どもの学習塾通いやクラブ活動，習いごと，保護者の就労で時間が合わないことがある。

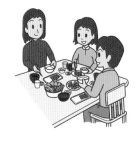

家族が食卓を囲んでともに食事をとること（共食）は食育の原点である。食事のマナーや食べ物を大切にすることを学び，味わいを共有し，食事の楽しさを感じ，よい食習慣を身につける場が，孤食により機能しなくなる。孤食と肥満，心身の健康状態悪化，野菜や果物などの摂取量低下，食事バランスのくずれに関連が報告されている[12][13]。

B. 肥満とやせ

学童期・思春期の肥満およびやせの判定には，肥満度を用いる。

●肥満度に基づく判定
→巻末付録❹

● **肥満度の計算式**

$$肥満度（\%）= \frac{実測体重（kg）－標準体重（kg）}{標準体重（kg）} \times 100$$

なお，極端な低身長，高身長では過大，過小評価される恐れがあり，筋肉量や脂肪量は考慮されない。評価には成長曲線や肥満曲線を用い，個人差を考慮する必要がある。

●パーセンタイル身長・
体重成長曲線→
巻末付録❸

1970年代より小学校，中学校で肥満が問題となり，2000年代まで増加傾向が続いた。一方，肥満に比べ出現率は低いものの，やせも増加した。近年は，肥満については特に小学校高学年以上で減少傾向にあるものの，やせについてはほぼ横ばい状態で，子どもの体格は二極化している。

1）肥満

2019年度には9〜12歳男子の約11％に肥満傾向児が出現し，15歳では11.7％と最高値になった。女子では9〜17歳の7.3〜8.8％に肥満傾向児が出現し，11歳では8.8％と最高値になった。ほぼすべての年齢で，女子より男子に肥満傾向児が多い（図5）。小児の肥満は単純性肥満（原発性肥満）が多いとされているが，身長の伸びがみられない場合は，病気が原因となる症候性肥満（二次性肥満）を

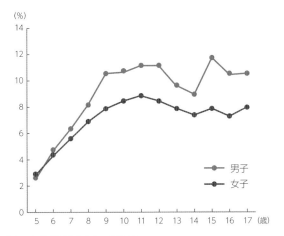

図5●肥満傾向児の出現率
注　肥満傾向児：肥満度＋20％以上
(「令和元年度学校保健統計（学校保健統計調査報告書）の公表について　2調査結果の概要」（文部科学省）[1]より著者作成)

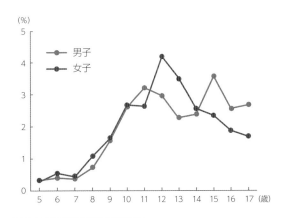

図6●痩身傾向児の出現率
注　痩身傾向児：肥満度－20％以下
(「令和元年度学校保健統計（学校保健統計調査報告書）の公表について　2調査結果の概要」（文部科学省）[1]より著者作成)

疑う。学童期・思春期の肥満は成人後の肥満につながるといわれ，将来の生活習慣病が懸念されるほか，生活習慣病に関連する血清脂質や血圧の異常がすでに起こっているという報告もある[14]。

肥満は摂取エネルギーと消費エネルギー（成長，基礎代謝，身体活動など）のアンバランスで起こるため，食習慣のほか，運動や生活習慣も重要である。なお，学童期・思春期は成長期であるので，体重を減らさず維持するだけでも，身長の伸びにより肥満は解消できると考えられている[15]。

2）やせ

中学に入学する12歳頃から女子のやせの割合が男子を上回り，高校入学後の15歳以降は男女が逆転する（図6）。やせには体質性やせと症候性やせがあり，体質性やせは身長に対して体重が少ない体形だが，健康障害は伴わない。症候性やせには，甲状腺機能異常，脳腫瘍，神経性やせ症などの疾患のほか，ネグレクト（育児放棄）や食物アレルギーのための過度の制限食がある[16]。

● 神経性やせ症

神経性やせ症は心身症である摂食障害の代表的疾患で，以前は思春期やせ症ともいわれていたように，10〜19歳ごろに好発する。女子が90％以上といわれるが，近年では男子の発症や若年化も報告されている。ダイエットがきっかけになることが多いが，背景には低い自尊心や，両親や家族との関係のなかで感じた寂しさや孤独感があるといわれている[17]。

長期化すると治療が困難になるため，食行動に問題がみられる者や，神経性やせ症への発展が指摘される「不健康やせ」★4の者を早期に発見し，治療すること

★4　不健康やせ
肥満度が－15％以下で，成長曲線上，体重が2本以下の基準線をまたいで下向きになっている（→第1章 演習課題）。

が重要である。

● やせ願望とダイエット

やせ願望は社会にまん延しているが，小学校低学年でも男女にやせ願望ははじまっており，学年が上がるにつれて増加し，高校生女子では80％以上がやせたいと思っている。

ダイエット行動で問題になるのは，不適切な方法で行い，健康を損ねることである。運動を増やす，野菜を増やすといった望ましい方法のほか，特定の食品を食べ続ける，食事を抜く，低エネルギー（低カロリー）食品ばかりを食べるといった不適切な方法も報告されている[16)18)]。思春期を迎えると，女子は妊娠することが可能になる。やせ，つまり低栄養状態での妊娠は胎児の健康にも影響する（DOHaD説）●ことから，思春期の食育は将来の親への食育につながる重要なものである。

●DOHaD説→
第4章 ★2

C.鉄欠乏性貧血

身体が大きく成長する乳児期と同様，成長スパートがはじまると，鉄欠乏性貧血を起こしやすくなる。また，女子は月経がはじまり，出血により鉄が喪失するため，鉄の必要量は増大する。不適切なダイエットを行うと，鉄の摂取不足に拍車をかける。

1）症状

貧血の症状には，疲れやすい，顔色不良，息切れ，めまいなどがあるが，舌炎，口角炎，味覚異常，また氷を食べる異食症がみられる場合もある。貧血が徐々に進むと身体が慣れるため，自覚症状がないまま過ごしている場合も多い。中学生女子に多いが，スポーツを行う中学生，高校生のなかにも鉄欠乏性貧血がみられることがある。

2）亜鉛欠乏による貧血

運動により汗や尿，便とともに多くの亜鉛が失われることで，亜鉛欠乏が起こる。亜鉛が欠乏すると，ヘモグロビンを含む赤血球が溶血する（壊れる）ため，貧血になると考えられている。鉄のみの補給では貧血は改善されず，亜鉛の摂取が必要である。亜鉛欠乏は味覚障害を引き起こす場合もある。また，女子では無月経がみられることもあり，骨量減少や将来の不妊につながる恐れがある。

❸ 学校給食と栄養教育

A. 学校給食の目的，現状

1）目的

　1889（明治22）年，山形県鶴岡町の私立忠愛小学校で貧困児童救済のために無償で昼食がふるまわれたのが，学校給食のはじまりだといわれている。第二次世界大戦中は食糧危機のため中断されたが，終戦後，ララ物資★5やユニセフの援助を得て学校給食は再開された。

　1954（昭和29）年には学校給食法が制定された。このとき，学校給食は「教育の一環として」行うこととされた。貧困の救済や栄養補給が目的となりがちな世界の学校給食のあり方にあって，当初より教育を目的としたことは意義深い。学校給食法は2008（平成20）年に大幅改正された。このなかで，学校給食は児童・生徒の心身の健全な発達に役立ち，食についての正しい理解などを養うためにも重要なことから，学校給食の十分な普及と学校での食育の推進を図る，としている。

★5　ララ物資
ララとはアジア救済公認団体のこと。13の宗教団体，慈善団体などが組織した。支援物資のうち20％が海外在住の日本人，日系人からだった[19]。

2）学校給食実施状況

　学校給食には，完全給食（主食・おかず・ミルク），補食給食（おかず・ミルク），ミルク給食（ミルクのみ）の3つの種類があり，ほとんどの小中学校で完全給食を提供している。米飯は週平均3.5回提供され[20]，地場産物や国産食品の活用も推進されている。

3）学校給食摂取基準

　学校給食摂取基準は，「日本人の食事摂取基準」を参考にし，児童・生徒の食事状況を踏まえて設定されている。摂取量が不足していると推測される栄養素は，可能な範囲で多く提供するなどの工夫を行っている。学年が同じでも，性，体格，活動量によって，個人が必要なエネルギー量や栄養素量は異なる。基本的には盛り付け時に主食の量で調整する。

4）学校給食の影響

　学校給食のある日に比べ，ない日は栄養素の摂取が不適切になる傾向が報告されている（図7）。学校給食は年間の食事の1/6程度であるが，栄養素摂取の点で影響は大きい。学校給食をとることで，中学生男子の肥満を減らす効果があることが報告されている[21]。

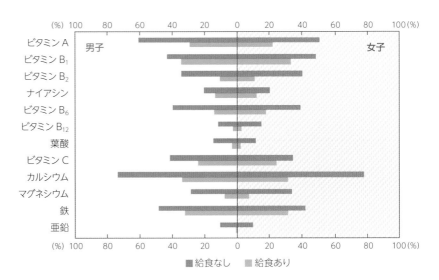

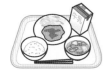

資料　Asakura K, Sasaki S：Public Health Nutrition, 20：1523-1533, 2017

図7 ● 給食がある日とない日の栄養素摂取量

推定平均必要量に満たない者の割合。

注：日本人の食事摂取基準の推定平均必要量（EAR）とは，対象集団の必要量の平均値の推定値をいう。理論的には，その集団の50％の人は必要量を満たし，50％の人は満たさない。

対象者：全国12県の小学校3年生，5年生，中学校2年生計910人。

（「学校給食摂取基準の策定について（報告）（学校給食摂取基準策定に関する調査研究協力者会議）」（文部科学省），2018[5]）より著者作成）

B.学校における食育

1）教育体制

　2005（平成17）年に食育基本法が制定され，栄養教諭制度が開始された。栄養教諭の役割は大きく2つある。学校給食にかかわる業務と，学校における食育推進の中心となることである。学校では，栄養教諭を中核として，管理職，学級担任などを含めた全教職員が食育推進体制を整えることで，児童・生徒が食の自己管理能力を身につけるための食育の充実を図っている（図8）。

　なお，栄養教諭の配置は義務ではなく，従来の献立作成や衛生管理を職務とする学校栄養職員も配置されている。また，共同調理場（給食センター）などから給食を学校に搬入する場合，栄養教諭や学校栄養職員が学校に直接配置されないこともある。2017（平成29）年度は，全国に小学校は19,738校，中学校は10,222校あるが，栄養教諭の配置は6,488名にとどまっている[23]。

●食育の基本と内容→
　第9章

2）給食の時間における食に関する指導

　食に関する指導はくり返し行うことで適切な食生活への理解が深まり，習慣化される。したがって，毎日の給食は食に関する指導を行ううえで重要である。給食の時間における食に関する指導は，基本的に学級担任が行う[22]。しかしながら，

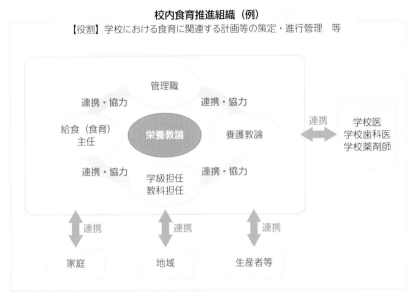

校内食育推進組織（例）
【役割】学校における食育に関連する計画等の策定・進行管理　等

図8●**学校における食育推進組織（例）**

（「栄養教諭を中核としたこれからの学校の食育」（文部科学省），2017[22]）より引用）

給食時間内に食育を行うためには給食時間は十分とはいえない。また，一部の行き過ぎた完食指導により，特定の食べ物や給食自体が嫌いになる，さらには不登校につながるなどの問題も起こっている。学級担任の給食指導の内容については，自分の子どもの頃の経験をもとに行う教員もおり[24]，食の専門知識をもつ栄養教諭・学校栄養職員との連携や，文部科学省が作成した「食に関する指導の手引」[15]の活用が望まれる。食に関する指導における食育の視点を表1に示す。

表1●**食育の視点**

食事の重要性	食事の重要性，食事の喜び，楽しさを理解する。
心身の健康	心身の成長や健康の保持増進のうえで望ましい栄養や食事のとり方を理解し，自ら管理していく能力を身につける。
食品を選択する力	正しい知識・情報に基づいて，食品の品質および安全性などについて自ら判断できる能力を身につける。
感謝の心	食べ物を大切にし，食料の生産などにかかわる人々へ感謝する心をもつ。
社会性	食事のマナーや食事を通じた人間関係形成能力を身につける。
食文化	各地域の産物，食文化や食にかかわる歴史などを理解し，尊重する心をもつ。

（「食に関する指導の手引― 第二次改訂版」（文部科学省），2019[15]）より引用）

3）教科などにおける食に関する指導

　社会，理科，生活，家庭，体育をはじめとした教科などで学習する内容に，食は幅広くかかわっている。各学校においては，「食に関する指導の手引」にある「食に関する指導に係る全体計画」を作成し，学校の教育活動全体で体系的，継続的に食に関する指導を行う。栄養教諭・学校栄養職員は授業内容と関連させた献立を作成し，学校給食を生きた教材として活用することで，教育内容の効果を上

げることをめざしている。

4）個別的な相談，指導

　肥満ややせ，スポーツをする，食物アレルギーがあるなど，健康に留意する必要がある児童・生徒への個別相談，指導は，学級担任や栄養教諭，養護教諭，体育主任，スクールカウンセラー，保護者などがチームとなり，連携・協力して行う。児童・生徒が自分自身の身体の状況を理解し，食習慣をはじめとする望ましい生活習慣を身につけ，自己管理ができるように指導を進める[15]。

5）学校・家庭・地域の連携

　子どもの日常生活の基盤は家庭にあるため，家庭における食に関する理解を深めることは重要である。学校では，給食だよりの配布や給食試食会，料理教室などを行い，家庭と連携した取り組みを行っている。

　農作業体験や給食における地場産物の活用は，地域の食や食文化を児童・生徒が実感をもって理解したり，食糧生産や流通について学ぶことができるなど，教育的効果が高い。地域の高齢者や入学予定の幼児を招待した給食試食会は，地域との交流，また，小学校入学時の不適応を緩和するねらいがある。近年では，地域の保育所，幼稚園と小学校，中学校の食育に関する情報交換会が行われている地域もあり，食育をつなげる取り組みが広がっている。

　文部科学省では，2017（平成29）年度に「つながる食育推進事業」を行い，学校，家庭，地域と連携した食育の効果を検証している。

6）食育教材，資料

　文部科学省は，学校における食育の推進のために，小学生用食育教材「たのしい食事つながる食育」を作成した（図9）。また，学校での食育を推進するために，

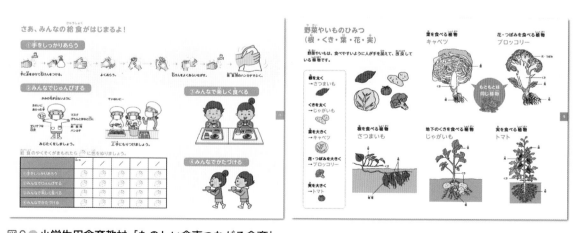

図9 ● 小学生用食育教材「たのしい食事つながる食育」
　左）低学年用，右）中学年用。（「小学生用食育教材「たのしい食事つながる食育」」（文部科学省），2016[25]より引用）

「食に関する指導の手引」[15] のほか，「栄養教諭を中核としたこれからの学校の食育」を作成している [22]。

文献

1）「令和元年度学校保健統計（学校保健統計調査報告書）の公表について　2調査結果の概要」（文部科学省）(https://www.mext.go.jp/content/20200319-mxt_chousa01-20200319155353_1-3.pdf)

2）「骨粗鬆症 検診・保健指導マニュアル 第2版」（骨粗鬆症財団／企画　折茂　肇／監　細井孝之，曽根照喜／編），ライフサイエンス出版，2014

3）Birat A, et al：Metabolic and fatigue profiles are comparable between prepubertal children and well-trained adult endurance athletes. Front Physiol, 24：1-8, 2018

4）「子どもの徳育の充実に向けた在り方について（報告）」（文部科学省）(https://www.mext.go.jp/b_menu/shingi/chousa/shotou/053/gaiyou/attach/1286128.htm)，2009

5）「学校給食摂取基準の策定について（報告）（学校給食摂取基準策定に関する調査研究協力者会議）」（文部科学省）(https://www.mext.go.jp/a_menu/sports/syokuiku/__icsFiles/afield-file/2019/06/17/1405481_001.pdf)，2018

6）「平成30年度・令和元年度児童生徒の健康状態サーベイランス事業報告書」，日本学校保健会，2020 (https://www.gakkohoken.jp/book/ebook/ebook_R010120/index_h5.html)

7）山本美紀子，他：青年期女子の栄養素等摂取量および食品群別摂取量に及ぼす朝食欠食の影響. 健康支援，8：97-105，2006

8）「平成31年度（令和元年度）全国学力・学習状況調査資料」（文部科学省 国立教育政策研究所）(https://www.nier.go.jp/19chousakekkahoukoku/index.html)

9）徳村光昭，他：朝食欠食と児童肥満の関係. 日本小児科学雑誌，108：1487-1494，2004

10）「平成22年度 児童生徒の食生活実態調査」，日本スポーツ振興センター，2010

11）岸田恵津，永田智子：小学校高学年の児童における清涼飲料摂取状況と食習慣との関連. 日本家政学会誌，62：465-471，2011

12）會退友美，衛藤久美：共食行動と健康・栄養状態ならびに食物・栄養素摂取との関連. 日本健康教育学会誌，23：279-289，2015

13）衛藤久美，會退友美：家族との共食行動と健康・栄養状態ならびに食物・栄養素摂取との関連. 日本健康教育学会誌，23：71-86，2015

14）岡田知雄，他：小児生活習慣病予防健診. 東京都予防医学協会年報 2020年版，49：39-47，2020

15）「食に関する指導の手引—第二次改訂版」（文部科学省）(https://www.mext.go.jp/a_menu/sports/syokuiku/1292952.htm)，2019

16）南里清一郎：思春期やせとその対応. 小児科臨床，61：1350-1356，2008

17）髙倉　修，他：ストレス関連疾患としての摂食障害—病態と治療. 心身医学，57：797-804，2017

18）森　恵子，他：児童生徒の体型と体型認識，体型願望，ダイエット経験の状況. 日本予防医学会雑誌，5：23-29，2010

19）ララってなあに？日本を助けたおくりもの—ララ物資にみる海外日系人との絆. 海外移住資料館だより，35：JICA横浜 海外移住資料館，2014

20）「学校給食実施状況等調査—平成30年度結果の概要」（文部科学省）(https://www.mext.go.jp/b_menu/toukei/chousa05/kyuushoku/kekka/k_detail/1413836.htm)，2019

21）Miyawaki A, et al：Impact of the school lunch program on overweight and obesity among junior high school students: a nationwide study in Japan. J Public Health (Oxf), 41：362-370, 2019

22）「栄養教諭を中核としたこれからの学校の食育」（文部科学省）(https://www.mext.go.jp/a_menu/sports/syokuiku/1385699.htm)，2017

23）「学校基本調査—令和元年度結果の概要—調査結果の概要（初等中等教育機関，専修学校・各種学校）」（文部科学省）(https://www.mext.go.jp/content/20191220-mxt_chousa01-000003400_2.pdf)，2019

24）新保みさら：小学校における学級担任による給食指導—栄養教諭・学校栄養職員と相談している教員の特徴. 日本健康教育学会誌，25：12-20，2017

25）「小学生用食育教材「たのしい食事つながる食育」」（文部科学省）(https://www.mext.go.jp/a_menu/shotou/eiyou/syokuseikatsu.htm)，2016

今まで経験した給食の内容や食育の思い出を情報交換しよう。

● 目的

①楽しい給食の時間は，学校で行われる食育のなかで中心的な役割を担うものである。体験してきた給食を振り返り，どのような意図があったかを理解する。

②授業や行事などを通じて行われた食育をまとめ，食育の幅広さを理解する。

● 進め方（方法）

1）学校給食の料理を思い出してみよう。

- 好きだった料理，苦手だった料理。
- 行事食，季節の料理。
- 地元ならではの食品や料理。

2）特別な給食をあげてみよう。

- 縦割り班（異学年）などの交流給食や招待給食，ランチルームの利用，料理を選択できるセレクト給食やバイキング給食など。

3）今までに経験した食育をあげてみよう。

- 社会や理科などの教科で関連する食育はあっただろうか？
- 栽培や収穫など農業体験は？
- 食事マナーや料理，食文化体験はどうだろう？

4）1）～3）であげた料理や給食の形態，食育は，6 つの「食育の視点」（→p.101 表 1）のどれに当たるか分類しよう。また，他に該当する食育を考えてみよう。

- 例えば，給食の配膳やあいさつなど。

5）班で発表しよう。

- 同じ班や他の班の発表で知らない料理があれば，質問してみよう。

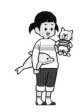

何でも食べるの日本人と文化

　海外に行ってみると実感するのですが，日本人は何でも食べる人種であると驚きます。摂取している食品が多いだけでなく，中国料理，西洋料理，ロシア料理，インド料理，アフリカ料理などなど，何でも食べる世界一の雑食民族だと思うのです。香辛料にしても，こしょう，唐辛子，わさび，しょうがなど当たり前のように使い分けますが，海外でそんな国は聞いたことがありませんし，なまこ，うに，たこ，かずのこなどを食べるというだけでもめずらしい民族だと知っておく必要があると思っています。さらに，ふぐやうるしの新芽まで，危険をかえりみず命がけで食と向き合っているというおもしろい食の風土があるのが日本なのです。

　また，栄養やエネルギー（カロリー）があるかないかといったことも気にするものの，食を選ぶ基準は，"うまい，まずい，季節感がある，歯ざわりがよい，珍味だ"という，栄養学からみたら論理的でない点を大切にするのも日本人の特性なのかもしれません。

　悪いといっているのではありません。この食に関しての旺盛（おうせい）な好奇心により，世界一の舌をもつ民族になったのではないかと思っています。海外では「甘味，苦味，塩味，酸味」で味を整理し調和を図るのが料理だと考えられています。5番目の味覚，「うま味」は日本で発見されました。うま味を感じ取れることも，日本が大切に伝承してきた文化なのではないかと最近強く感じます。この文化の成り立ちの過程にはあらゆる叡智（えいち）が散りばめられていることを考えると，「食」からさまざまな学びが得られることがわかります。

　学童期・思春期は栄養やエネルギーといった視点で給食や食を語られることが多くなりますが，小中学校に入ってからこそ，「食」というテーマを通して，栄養や健康だけでなく，歴史や文化，科学，健康，保健といったあらゆる分野にもつなげて学ぶことができるのです。食への好奇心の高さは学びの源泉になるのです。

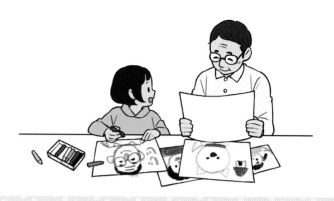

第8章
生涯発達と
食生活

生涯にわたる食の営み

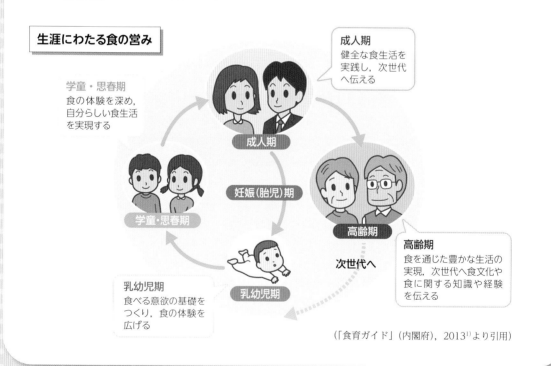

成人期
健全な食生活を
実践し，次世代
へ伝える

学童・思春期
食の体験を深め，
自分らしい食生活
を実現する

妊娠(胎児)期

高齢期
食を通じた豊かな生活の
実現，次世代へ食文化や
食に関する知識や経験
を伝える

次世代へ

乳幼児期
食べる意欲の基礎を
つくり，食の体験を
広げる

（「食育ガイド」（内閣府），2013[1]より引用）

① 生涯発達

A.生涯発達と変化

　人間の生涯は，胎児期からはじまり，乳幼児期，学童・思春期，成人期，高齢期へと連続して経過していく。生涯にわたって健全な心身を培い，豊かな人間性をもって生活してくために，各ライフステージにおける特徴を理解したうえで，子どもの食と栄養について考えていくことが重要である。

　前ページの図に示したように，生涯にわたる食の営みの環は，妊娠期（胎児期），乳幼児期の栄養が基礎となり，その後の年代の健康管理につなげていけるようにすることが重要である。このためには，各年代の食生活の目標を実現できるような支援を考えていく必要がある。

　ライフサイクルのつながりのなかで，成人期は胎児期への命をつなぐ流れがあり，一方で高齢期ではそれまでの経験をもとに，食に関する知識や伝統を伝えていく役割をもつ。世代間交流を積極的に行い，人生のどの時期においても変化，発達をしていることを念頭に，相互に好影響を与え合い成長していけるようにしていかなければならない。

② 成人期，高齢期の健康上の課題と対策

A.成人期の課題（生活習慣病）と対策

　成人期において，現在では過剰栄養による肥満，メタボリックシンドローム，糖尿病，高血圧症などの疾病の増加が大きな課題となっている。これらの疾病は，食事，運動，休養などの生活習慣と密接な関連があり，その予防対策は重要である。生活習慣病予防対策として「食生活指針」が策定されている。

●食生活指針→
　巻末付録㉑

1）肥満とメタボリックシンドローム

● 肥満

　肥満は，日本においてはBMI★1が25 kg/m²以上の者をいう。肥満は糖尿病や脳血管疾患，心疾患などの生活習慣病を引き起こしやすく，肥満の増加と生活習慣病の増加は関係が深い。

　平成29（2017）年国民健康・栄養調査における肥満者の割合では，男性の30歳代～60歳代において30％を超えている（図1）。女性においては年齢によって出現の割合に違いがあるが，60歳代，70歳以上において25％を超えている（図1）。肥満者の割合の10年間の年次推移では，男女とも大きな増減はなく，成人期男性で約30％，女性で約20％の肥満者がいる状態が継続していることがわか

★1　BMI
Body Mass Indexの略。

●BMI 計算式→
　第3章①-B

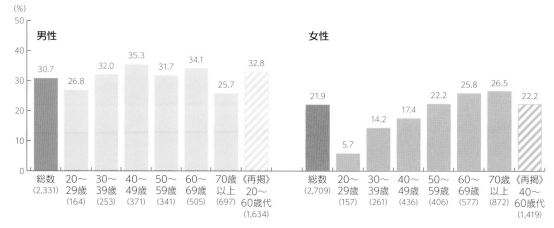

図1 ● 肥満者（BMI≧25 kg/m²）の割合
20歳以上，性・年齢階級別。（「平成29年国民健康・栄養調査報告」（厚生労働省），2018[2]より作成）

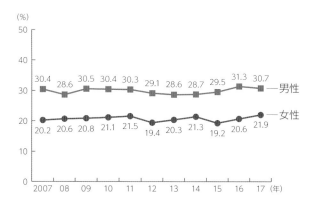

図2 ● 肥満者（BMI≧25 kg/m²）の割合の年次推移
20歳以上，2007～2017年。（「平成29年国民健康・栄養調査報告」（厚生労働省），2018[2]より作成）

る（図2）。

● メタボリックシンドローム

　メタボリックシンドローム[★2]とは，過剰に蓄積した内臓脂肪からさまざまな生理活性物質が分泌されて，高血圧や糖代謝，脂質代謝に複数の異常を生じるような状態をいう。メタボリックシンドロームの診断は，まず腹囲とBMIで内臓脂肪蓄積の有無を判定し，蓄積していると判定された場合，脂質異常，高血圧，高血糖の有無を調べて2項目以上該当するとメタボリックシンドロームと診断される（表1）。

　平成29年国民健康・栄養調査におけるメタボリックシンドロームの状況をみると，メタボリックシンドローム予備群を含めると，50歳代で約28％，60歳代で約40％，70歳以上で約43％と，年齢が上がるにつれて出現が増加している

表1 ● メタボリックシンドロームの診断基準

内臓脂肪（腹腔内脂肪）蓄積	
ウエスト周囲長	男性≧85 cm 女性≧90 cm
（内臓脂肪面積　男女とも≧100 cm² に相当）	
上記に加え以下のうち2項目以上	
高トリグリセライド血症 　　　かつ／または	≧150 mg/dL
低HDLコレステロール血症	<40 mg/dL 男女とも
収縮期血圧 　　　かつ／または	≧130 mmHg
拡張期血圧	≧85 mmHg
空腹時高血糖	≧110 mg/dL

＊　CTスキャンなどで内臓脂肪量測定を行うことが望ましい。
＊　ウエスト径は立位，軽呼気時，臍（へそ）レベルで測定する。脂肪蓄積が著明で臍が下方に偏位している場合は肋骨下縁と前上腸骨棘の中点の高さで測定する。
＊　メタボリックシンドロームと診断された場合，糖負荷試験が勧められるが診断には必須ではない。
＊　高トリグリセライド血症，低HDLコレステロール血症，高血圧，糖尿病に対する薬剤治療を受けている場合は，それぞれの項目に含める。
＊　糖尿病，高コレステロール血症の存在はメタボリックシンドロームの診断から除外されない。
（メタボリックシンドローム診断基準検討委員会：メタボリックシンドロームの定義と診断基準．日本内科学会雑誌，94：188-203，2005[3]より引用）

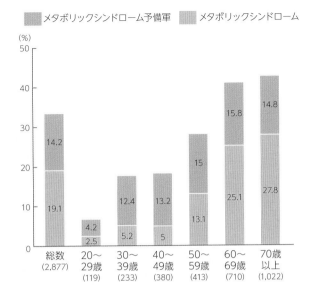

図3 ● メタボリックシンドロームの状況
20歳以上。（「平成29年国民健康・栄養調査報告」（厚生労働省），2018[2]より著者作成）

（図3）。

　これまで脂質異常症，糖尿病，高血圧症などに対してそれぞれの治療がされてきたが，それだけでなく，内臓脂肪を減らすことによって，これらの疾患を改善できる可能性があり，動脈硬化や脳血管疾患，心疾患の予防につながると考えられる。

2）脂質異常症

　脂質異常症は，高脂血症[★3]および低脂血症[★4]をいう。脂質異常症では，動脈硬化と関連する脳血管疾患や心疾患，脂肪肝や糖尿病を発症しやすくなる。

　食事との関係では，脂肪摂取，特に飽和脂肪酸が多い肉類などの動物性脂肪の摂取は，血清コレステロール値を上昇させる。コレステロール低下作用をもつ食物繊維や大豆製品の摂取を増加させ，n-3系脂肪酸を含む魚類を積極的にとるようにするとともに，運動療法も行う。

3）糖尿病

　糖尿病は，インスリンの作用不足により慢性の高血糖状態が続く病気である。糖が利用されずに血糖値が上昇し，進行するにつれて多尿，のどの渇き，疲労感，体重減少などの症状が現れる。

★3　高脂血症
高トリグリセライド血症ともいう。中性脂肪やLDLコレステロールが高い場合。

★4　低脂血症
低HDLコレステロール血症ともいう。HDLコレステロールが低い場合。

●脂肪酸の種類→
　第2章 表3

●血糖値の調節→
　第4章 図6

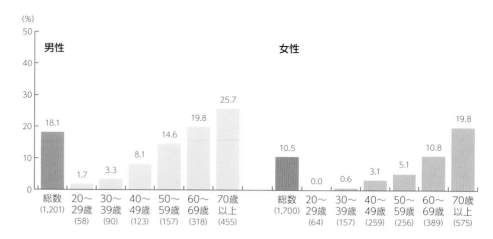

図4 ●「糖尿病が強く疑われる者」の割合
20歳以上，性・年齢階級別。（「平成29年国民健康・栄養調査報告」（厚生労働省），2018[2)]より著者作成）

　日本人の糖尿病患者は年々増加しており，平成29年国民健康・栄養調査による
と「糖尿病が強く疑われる者」の割合は男性で約18％，女性で約10％であり，
年齢が上がるにつれてその割合が高くなる（図4）。糖尿病は適切に治療しないと，
その進行によって網膜症，腎症，神経障害などの合併症を起こし，失明したり，
人工透析が必要になったりすることがある。
　糖尿病では「糖尿病食事療法のための食品交換表」が広く用いられているが，
患者自身の目標量に合わせ，バランスのよい食事をとることが基本である。過剰
な糖類を制限し，野菜類，魚類を多く摂取して，食物繊維量や脂肪の質に気をつ
けていくことが大切である。

4）高血圧症

　高血圧症は，脳血管疾患や心疾患を引き起こしやすい病気であり，日本におい
て最も患者数が多い。高血圧症の食事療法は，減塩，野菜の摂取，脂質のとり方
の工夫，体重管理など運動習慣も含めた生活習慣の改善にある。

●日本人の食事摂取基準
　→第3章 **1**

　平成29年国民健康・栄養調査による食塩摂取量の推移をみると，徐々に減少し
ているものの，食事摂取基準 の目標量（成人男性7.5g未満，成人女性6.5g未満）
にまでは届かない（図5）。また，ナトリウムの排泄を促す作用のあるカリウムの
供給源として野菜や果物があるが，平成29年国民健康・栄養調査報告の野菜の摂
取量をみると，最も摂取量が多い60歳代においても平均で約320gであり，どの

●健康日本21 →
　第1章 ★3

年齢層でも「健康日本21 （第三次）」の目標である350gには達しない（図6）。

5）食生活指針（生活習慣病に対する食生活のあり方）

　脂質異常症，糖尿病，高血圧症など，生活習慣病増加の課題を解決するために

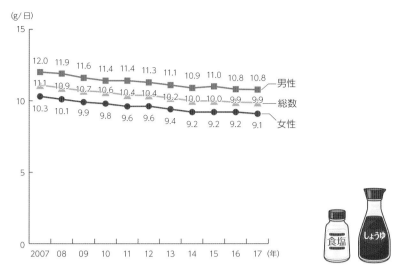

図5 ● 食塩摂取量の平均値の年次推移

20歳以上，2007～2017年。(「平成29年国民健康・栄養調査報告」(厚生労働省)，2018[2] より著者作成)

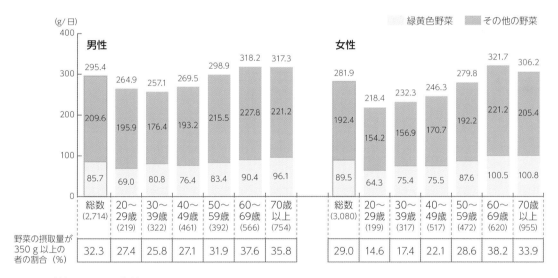

図6 ● 野菜摂取量の平均値

20歳以上，性・年齢階級別。(「平成29年国民健康・栄養調査報告」(厚生労働省)，2018[2] より著者作成)

は，国民一人ひとりが主体的に毎日の食生活の見直しに取り組み，関係機関はその見直しを支援する環境づくりを進めることが必要である。2000（平成12）年に文部省（現 文部科学省），厚生省（現 厚生労働省），農林水産省が合同で「食生活指針」を策定し，2016（平成28）年に内容が改定されている。

食生活指針は10項目からなり，生活の質（QOL）の向上に食生活が大きな役割を果たしていること，具体的な食物や栄養のとり方に加え，食文化，食料生産・流通の視点など幅広く食生活全体を見通したものになっている。食生活指針を具

◉食生活指針→
　巻末付録㉑

●食事バランスガイド→
　巻末付録㉓

体的に実践していくために，個々人に合わせて「何を」「どれだけ」食べたらよい
かを示した「食事バランスガイド」●が厚生労働省，農林水産省によって策定さ
れた。

B.高齢期の課題と対策

日本においては少子高齢化が進み，健康寿命の延伸のための対策や，介護予防
が課題となっている。人口の高齢化は，過剰栄養よりも低栄養が問題であると考
えられる。低栄養が転倒・骨折を引き起こし，寝たきりとなってそのまま要介護
状態へと至ることが多いためである。また，認知症は要介護状態に至る原因にな
るだけでなく，医療，福祉などさまざまな分野にもかかわり，それらの予防と栄
養の関連を知っておく必要がある。

1）低栄養とサルコペニア

★5　サルコペニア
加齢に伴う筋力の減少，
または老化に伴う筋肉量
の減少。

食事摂取不足による低栄養は，さまざまな問題を引き起こす。フレイル・サイ
クルとは，低栄養状態がサルコペニア★5につながり，身体機能の低下を誘導し，
活動度，エネルギー消費量の減少，食欲低下をもたらし，さらに低栄養状態を促
進する悪循環が生じるというものである（図7）。

フレイル（虚弱）とは，老化に伴うさまざまな機能低下によって健康障害に陥
りやすい状態のことを指し，その定義は，①体重減少，②主観的疲労感，③日常
生活活動量の減少，④身体能力（歩行速度）の減弱，⑤筋力（握力）の低下，の
5項目のうち3項目が当てはまる場合をいう。

平成29年国民健康・栄養調査報告をみると，高齢者において低栄養傾向の者の
割合は男性12.5％，女性で19.6％であり，80歳以上では男女とも約2割が低栄
養傾向にある（図8）。また，サルコペニアの評価に使われることもある骨格筋指
数の平均値は，低栄養傾向の者（BMI≦20 kg/m^2）において低値傾向を示してい

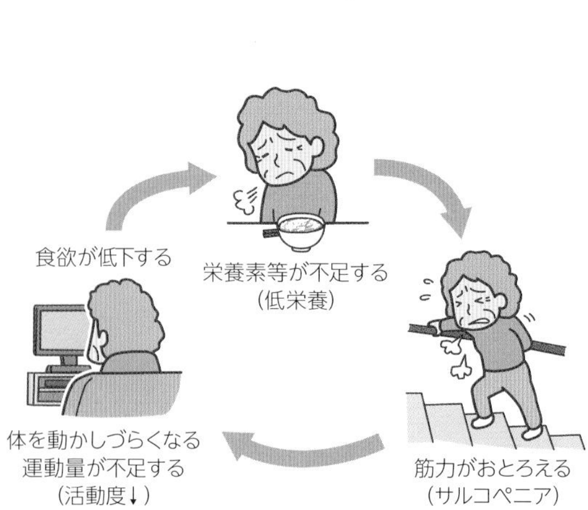

食欲が低下する　　栄養素等が不足する
　　　　　　　　　（低栄養）

体を動かしづらくなる
運動量が不足する
（活動度↓）

筋力がおとろえる
（サルコペニア）

図7 ● フレイル・サイクル

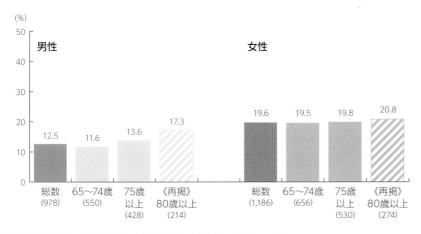

図8 ● 高齢者の低栄養傾向の者（BMI≦20 kg/m²）の割合
65歳以上，性・年齢階級別。（「平成29年国民健康・栄養調査報告」（厚生労働省），2018²⁾より著者作成）

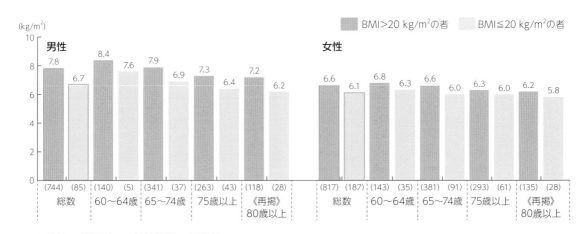

図9 ● 体格の状況別，骨格筋指数の平均値
60歳以上，性・年齢階級別。骨格筋指数（Skeletal Muscle Mass Index：SMI）は「四肢除脂肪量［kg］/（身長［m］)²」で算出。
（「平成29年国民健康・栄養調査報告」（厚生労働省），2018²⁾より著者作成）

る（図9）。骨格筋指数の平均値は，たんぱく質摂取量が多い者ほど，また肉体労働をしている時間が長い者ほど高いことが明らかになっており，栄養や運動の重要性が示されている。したがって，高齢期においては個人差があるものの，たんぱく質やカルシウム補給を中心としたバランスのとれた食事の実践ができるように支援していくことが望まれる。

2）認知症

　認知症には，脳血管性認知症，アルツハイマー型認知症，レビー小体型認知症などがある。脳の神経細胞が減少して，知能，記憶，見当識障害★⁶，人格障害を伴う疾患である。発症により，本人および周囲のQOL★⁷は著しく低下する。
　認知症の発症と食習慣との関連については，n-3系脂肪酸やビタミンなどでい

★6　見当識障害
現在の年月や時間，自分がいる場所といった状況把握ができなくなる状態。

★7　QOL
Quality of Life：生活の質

くつか検討がなされている。野菜・果物，魚の積極的な摂取の推奨と，脂質や糖の過剰摂取を避けることが有効であると考えられているが，明らかな科学的根拠は得られていない状態で，今後の研究成果を待たなければならない。

文献

1）「食育ガイド」（内閣府）（https://www.pref.yamanashi.jp/shokuhin-st/documents/shokuikugaido.pdf），2013
2）「平成29年国民健康・栄養調査報告」（厚生労働省）（https://www.mhlw.go.jp/content/000451755.pdf），2018
3）メタボリックシンドローム診断基準検討委員会：メタボリックシンドロームの定義と診断基準．日本内科学会雑誌，94：188-203，2005

参考文献

- 「「日本人の食事摂取基準（2020年版）「日本人の食事摂取基準」策定検討会報告書」（厚生労働省）（https://www.mhlw.go.jp/content/10904750/000586553.pdf），2019
- 「厚生労働省・農林水産省決定 食事バランスガイド−フードガイド（仮称）検討会報告書」（第一出版編集部／編），第一出版，2005
- 「日本食品標準成分表2015年版（七訂）」（文部科学省）（https://www.mext.go.jp/a_menu/syokuhinseibun/1365297.htm），2015

演習課題

カルシウムと鉄が十分に摂取できる料理には
どのようなものがあるか考えてみよう。

● 目的

①不足しがちなカルシウムと鉄の摂取量の目安を知る。

②カルシウムや鉄が豊富に含まれる食品を知る。

③カルシウムや鉄が豊富な食品を使用した料理を考える。

● 進め方（方法）

準備するもの

ワークシート，食事摂取基準（→巻末付録❶，❶），カルシウム・鉄の多い食品リスト（→巻末付録❶，❷）

手順

1）日本人の食事摂取基準を用いて，自分のカルシウムと鉄の摂取推奨量を調べる。

2）カルシウムおよび鉄が多く含まれる食品のリストをみて，どんな特徴があるかを考えてみよう。

　　例：牛乳，乳製品にはカルシウムが多く含まれている。

3）カルシウムや鉄の多い食品を使った料理を考えてみよう。

- カルシウムの多い料理，鉄の多い料理をそれぞれ考えてみる。
- 料理名，材料，分量を記入し，その料理から摂取できるカルシウム量，鉄量を算出する。
- 料理のイラストを描く。
- 料理を考えたうえで，工夫した点を書き出す。

ワークのポイント

- カルシウム代謝にかかわる栄養素として，ビタミンDはカルシウムの吸収を促進するはたらきがあり，魚類に多く含まれる。また，ビタミンKも骨の形成を助ける作用があり，緑黄色野菜に多く含まれる。
- ビタミンCは鉄の吸収促進作用をもち，鉄と同時にビタミンCを摂取できるようにするとよい。ビタミンCは野菜類，果物類に多く含まれる。
- 考えた料理から1日の目標とする摂取量のどのくらいをとることができるかを，評価の視点とするとよい。

食の未来

　世界的な食糧不足，日本人口の減少や食物生産者の後継者不足，世界的な環境変化や異常気象など，食糧が私たちの口に入るまでのシステムがダイナミックに変化しています。遺伝子組換え，バイオテクノロジー，農産物の関税撤廃など，食という身近な問題であるのにもかかわらず，農場から食卓までの課題を考えるのは，当事者である消費者よりも企業中心のビジネス的な思考で進められているような印象をもっています。「食の問題が自分の問題になっていない」事実に対し，保育士は何をしたらよいのでしょう？ 当たり前ですが，自分たちが直接身体のなかに取り込む大切な食品に無関心だったり，人任せにしてしまう子どもに育ててはいけません。

　「えんちょうせんせい，マメとタネはなにがちがうの？」「ほしいもを作りたかったのにくさってきちゃった……なんで？」子どもたちから実際に聞かれた言葉です。食べ物は生き物です。子どもたちからみたら不思議がいっぱいの魅力的な存在なので，興味関

心が詰まった宝箱にもみえているのかもしれません。「なんでだろう？」「おもしろいな〜」「いいにおい！」そのような小さな疑問や小さな気づきをぜひ，保育や生活に結びつけてもらいたいと思います。

　マメの疑問はその後，大豆を育て，納豆やみそを自分たちで作り，さらには小人のノームたちとのファンタジーな世界にも広がりました。また，腐ってしまったいものおかげで「干す」という保育がはじまり，気候など自然の力が食べ物をおいしくしてくれることなども，自分たちで身をもって理解することができました。

　「食」に関して一番の問題は無関心です。好奇心旺盛（おうせい）な子どもたちが，楽しく「食を話題にしたり」「一緒に食べたい人がいたり」「食事作りや準備にかかわったり」する体験が一生続く「食の根っこ」になることを信じ，豊かな保育をつくりあげたいものです。

第9章
食育の基本と内容

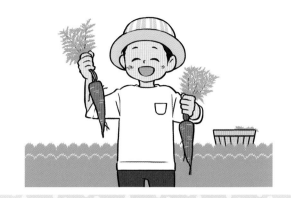

☑ 食育は「生きるうえでの基本であって，知育，徳育，体育の基礎となるべきもの」であり，保育所保育指針においても"食育の推進"について明記されていることを理解する。

☑ 食育は日常生活のなかの一部であり，"保育の一環としての食育実践"をめざしていくことを理解する。

☑ 乳幼児期の食育の目標は「"食を営む力"の育成に向け，その基礎を培う」ことを理解する。

☑ 食育の推進は，養護的側面と教育的側面を踏まえて，子どもの発達段階に応じたねらいと内容を踏まえて展開することを理解する。

☑ 食育の取り組みにあたっては，PDCAサイクルを循環させ，常に高次をめざし，質を高めていくことを理解する。

☑ 子どもだけでなく，保護者への食育についても，保育士，調理員，栄養士らが連携して推進していくことを理解する。

食育の実践

家庭（保護者），関係機関，多職種との連携

改善し，さらに質を高めていく

子どもの実態把握

PDCA サイクル

振り返り，評価する

食育の目標設定

養護： 生命の維持 情緒の安定	教育： 健康，人間関係， 環境，言葉，表現

食育の実践

食育活動の内容決定

食育計画を立てる

① 食育の基本

A. 食育とは

1) 現代社会と食とのかかわり

　近年，不規則，不健全な食生活による人間活力の減衰と混乱，食を大切にする心の欠如，平均寿命と健康寿命の乖離（かいり），食品の安全性に対する信頼の低下，自然・伝統的文化の喪失などが食の問題点として増加してきた。

　また，乳幼児の保護者でも働く人が増え，これまで家庭で養育されていた子どもたちが保育所などで保育されることが増加している。また，長時間労働の常態化，インターネットの普及や依存度の高まりなどから，家庭の生活時間帯が夜型化したり，食事の準備に時間や手間があまりかけられない，かけたくない人も増えている。これらの状況を受けて，インスタント食品，総菜の多様化や長時間営業のコンビニエンスストアの増加など，食環境が変化し，好きなものをいつでもどこでも，比較的容易に「食べる」ことが可能な時代となってきた。それに伴い，家庭の食事内容，提供方法，食への意識や価値観も多様化している。

2) 食育基本法における食育の位置づけ

　そこで，「国民が生涯にわたって健全な身体を培い，豊かな人間性を育むことができるよう，食育を総合的かつ計画的に推進すること」を目的に，食育基本法が2005（平成17）年に施行された。食育は食育基本法の前文（表1）に示すように位置づけられている。

　食育は「生きるうえでの基本であって，知育，徳育，体育の基礎となるべきもの」と法律にあるように，子どもの健全育成の柱となる重要なものである。子どもたちが心身ともに健やかに成長するために，また，生涯を通して「食」について自ら考え，判断する力をつけるためにも，食育の果たす役割は大きい。

表1 ● 食育基本法 前文

> 　子どもたちが豊かな人間性をはぐくみ，生きる力を身に付けていくためには，何よりも「食」が重要である。今，改めて，食育を，生きる上での基本であって，知育，徳育及び体育の基礎となるべきものと位置付けるとともに，様々な経験を通じて「食」に関する知識と「食」を選択する力を習得し，健全な食生活を実践することができる人間を育てる食育を推進することが求められている。（中略）
> 　国民一人一人が「食」について改めて意識を高め，自然の恩恵や「食」に関わる人々の様々な活動への感謝の念や理解を深めつつ，「食」に関して信頼できる情報に基づく適切な判断を行う能力を身に付けることによって，心身の健康を増進する健全な食生活を実践するために，今こそ，家庭，学校，保育所，地域等を中心に，国民運動として，食育の推進に取り組んでいくことが，我々に課せられている課題である。

（「食育基本法」（農林水産省），2005[1]）より一部抜粋して引用）

B. 食育基本法以降の施策

　「食育基本法」を受けて，2006（平成18）年には，食育の計画的な推進を図るための基本的事項を定めた「第1次食育推進基本計画」が公表された。その後，第2次［2011（平成23）年］，第3次［2016（平成28）年］，第4次［2021（令和3）年］の食育推進基本計画が公表されている（表2）。第4次食育推進基本計画の3つの重点課題である①生涯を通じた心身の健康を支える食育の推進，②持続可能な食を支える食育の推進，③「新たな日常」やデジタル化に対応した食育の推進については，保育所などにおいても，これらを踏まえた食育活動が求められている。

表2 ● （参考）第4次食育推進基本計画の基本的な方針（重点事項）と関連する主な取組

<重点事項>　　　　　　　　　　　　　　　　国民の健康の視点
生涯を通じた心身の健康を支える食育の推進

<連携>

<重点事項>　　　　　　　　　　　　　　　社会・環境・文化の視点
持続可能な食を支える食育の推進

<関連する主な取組>
（子供の基本的な生活習慣の形成）
・「早寝早起き朝ごはん」国民運動等により普及啓発を推進

（学校，保育所等における食育の推進）
・栄養教諭・管理栄養士等を中核として，関係者が連携した体系的・継続的な食育を推進

（健康寿命の延伸につながる食育の推進）
・「健康日本21（第二次）」や「スマート・ライフ・プロジェクト」の推進等，健全な食生活等につながる食育を推進
・「毎日くだもの200グラム運動」等の消費拡大や生産・流通支援等を通じ，野菜や果物の摂取量増加を促進
・食に対する無関心層への啓発を含め，適切な情報提供方法など自然に健康になれる食環境づくりを，産学官等が連携し推進
・「栄養ケア・ステーション」等の民間主導の取組や，食生活改善推進員や食育ボランティア等の活動を推進

（貧困等の状況にある子供に対する食育の推進）
・「子供の貧困対策に関する大綱」に基づき，フードバンク等と連携し子供の食事・栄養状態の確保，食育の推進に関し支援
・「子供の未来応援国民運動」において，貧困の状況にある子供たちに食事の提供等を行う子供食堂等を含むNPO等に対し支援
・経済的に困難な家庭等に食品等を届ける子供宅食等に関し支援

<関連する主な取組>
［食と環境の調和］
・わが国の食料・農林水産業の生産力向上と持続性の両立をイノベーションで実現する「みどりの食料システム戦略」の策定に向けて検討
・有機農業をはじめとした持続可能な農業生産や持続可能な水産資源管理等の取組に関して，国民の理解と関心の増進のため普及啓発
・食品ロス削減推進法に基づき国民運動として食品ロス削減を推進

［農林水産業や農山漁村を支える多様な主体とのつながりの深化］
・食への関心と理解を深めるべく農林漁業体験活動を促進
・「まち・ひと・しごと創生総合戦略」に基づく「子ども農山漁村交流プロジェクト」の一環として，送り側（学校等）への活動支援や活動情報提供，受入側（農山漁村等）の体制整備への支援等を推進
・わが国の食料需給の状況への理解促進や，地産地消の推進や生産者と消費者との交流促進等を進め，多様な主体のつながりを広げ深める食育を推進

［日本の伝統的な和食文化の保護・継承］
・地域の風土を活かした和食文化の保護・継承は，地域活性化や環境への負荷の低減に寄与し，持続可能な食に貢献することが期待
・「和食；日本人の伝統的な食文化」のユネスコ無形文化遺産の登録の趣旨を踏まえた地域の多様な食文化の保護・継承
・地方公共団体，教育関係者，食品関連事業者等からなる各都道府県の体制を構築・活用し，郷土料理のデータベース化やデジタルツール活用を推進
・学校給食等で地域の郷土料理の歴史，ゆかり，食材などを学ぶ取組を推進

<横断的な重点事項>　「新たな日常」やデジタル化に対応した食育の推進　　　横断的な視点

<関連する主な取組>
・「新たな日常」においても食育を着実に実施し，ICT等のデジタル技術を有効活用して効果的な情報発信を行うなど，新しい広がりを創出するデジタル化に対応した食育を推進（デジタル化に対応することが困難な高齢者等に配慮した情報提供等も必要）
・自宅で料理や食事をすることも増えており，食生活を見直す機会にもなることから，食に関する意識を高めることにつながるよう食育を推進
・「全国食育推進ネットワーク」を活用し，最新の食育活動や知見を食育関係者間で情報共有

（「第4次食育推進基本計画（令和3〜7年度）の概要」（農林水産省），2021[2]）より引用）

C. 保育所保育指針における食育

　食育基本法や第3次食育推進基本計画を踏まえ，保育所保育指針（2017年3月31日公示，2018年4月1日施行）には，「第3章 健康及び安全」に「食育の推進」が明記されている（表3）。

　保育所保育指針においての食育の位置づけは，「食育計画を全体的な計画に基づいて作成し」と"保育の一環としての食育実践"が強調されている。栄養士による専門性を生かした対応をとることも記載されている。

表3 ● 保育所保育指針【原文】

2 食育の推進
（1）保育所の特性を生かした食育
ア 保育所における食育は，健康な生活の基本としての「食を営む力」の育成に向け，その基礎を培うことを目標とすること。
イ 子どもが生活と遊びの中で，意欲をもって食に関わる体験を積み重ね，食べることを楽しみ，食事を楽しみ合う子どもに成長していくことを期待するものであること。
ウ 乳幼児期にふさわしい食生活が展開され，適切な援助が行われるよう，食事の提供を含む食育計画を全体的な計画に基づいて作成し，その評価及び改善に努めること。栄養士が配置されている場合は，専門性を生かした対応を図ること。
（2）食育の環境の整備等
ア 子どもが自らの感覚や体験を通して，自然の恵みとしての食材や食の循環・環境への意識，調理する人への感謝の気持ちが育つように，子どもと調理員等との関わりや，調理室など食に関わる保育環境に配慮すること。
イ 保護者や地域の多様な関係者との連携及び協働の下で，食に関する取組が進められること。また，市町村の支援の下に，地域の関係機関等との日常的な連携を図り，必要な協力が得られるよう努めること。
ウ 体調不良，食物アレルギー，障害のある子どもなど，一人一人の子どもの心身の状態等に応じ，嘱託医，かかりつけ医等の指示や協力の下に適切に対応すること。栄養士が配置されている場合は，専門性を生かした対応を図ること。

（「保育所保育指針」（厚生労働省），2017[3]より一部抜粋して引用）

D. 保育所における食育に関する指針

1）保育所における食育の目標

　保育所における食育に関する指針として，「楽しく食べる子どもに―保育所における食育に関する指針」[4]がある。その指針では，保育所における食育の目標として，「現在を最もよく生き，かつ生涯にわたって健康で質の高い生活を送る基本としての"食を営む力"の育成に向け，その基礎を培うこと」があげられている。

　保育所などの食育では"食を営む力"の育成ではなく，その「基礎を培う」ことが目標である。ところが現状では"食を営む力"に注目が集まり，例えば3歳児の調理（クッキング）活動で，包丁を使って野菜を切らせたり，3歳児に"赤・黄・緑"の食品の分類をやらせたり，「やらせればできる」と先取りの教育をしている部分が目立つこともある。

　乳幼児期の食育の目標である「"食を営む力"の育成に向け，その基礎を培う」ことの真意を考え，目に見える成果ばかりを追い求めるのではなく，子どもの成長・発達を考慮した食育活動を展開することが重要である。

2）期待する子ども像

　保育所などにおける食育を通してめざすのは，①おなかがすくリズムのもてる子ども，②食べたいもの，好きなものが増える子ども，③一緒に食べたい人がいる子ども，④食事作りや準備にかかわる子ども，⑤食べ物を話題にする子ども，の5つの子ども像の実現である（図1）。これらは幼稚園，幼保連携型認定子ども

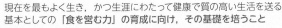

現在を最もよく生き，かつ生涯にわたって健康で質の高い生活を送る
基本としての「食を営む力」の育成に向け，その基礎を培うこと

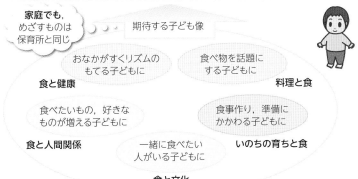

家庭でも，
めざすものは
保育所と同じ

期待する子ども像

おなかがすくリズムの
もてる子どもに

食べ物を話題に
する子どもに

食と健康

料理と食

食べたいもの，好きな
ものが増える子どもに

食事作り，準備に
かかわる子どもに

食と人間関係

一緒に食べたい
人がいる子どもに

いのちの育ちと食

食と文化

図1 ●「保育所における食育に関する指針」の目標と内容

（「保育所における食育の計画づくりガイド—子どもが「食を営む力」の基礎を培うた
めに」，こども未来財団，2007[5]）を参考に著者作成）

園などにも共通した内容である。

② 養護と教育が一体となって はじまる食育

A. 養護的・教育的側面

　乳幼児期の食育は，保育所保育指針のなかの「養護」（生命の保持，情緒の安定）と「教育」（健康，人間関係，環境，言葉，表現）の内容と相互に関連しながら，一体的・総合的に展開されるものである。食育の養護的・教育的側面を表4に示す。

B. 養護と教育，両面からの食育とは

1）乳幼児期

　乳幼児は空腹を感じ，乳汁や食事を欲したとき，保護者や保育士がやさしく抱き，目を見つめながらゆったりと乳汁を与えられたり，離乳食を「おいしいね」「どんな味がするかな？」などと声をかけられながら食べさせてもらったりすることにより「生命の保持」がなされる。また，空腹が満たされる心地よさ，満足感，やさしく接してもらうスキンシップにより，保護者や保育士への親しみ，信頼感が生まれ，愛着が形成されて「情緒の安定」がもたらされる。すなわち，食事の提供という「養護」的側面が基礎となり，心身ともに成長しながら「健康」になっていく。

表4 ● 食育の養護的・教育的側面

養護	
生命の保持	• 清潔で安全な環境を整え，適切な援助や応答的なかかわりを通して，子どもの生理的欲求を満たしていく。 • 家庭と協力しながら，子どもの発達過程などに応じた適切な生活リズムがつくられていくようにする。 • 子どもの発達過程などに応じて，適度な運動と休息をとることができるようにする。 • 食事，排泄（はいせつ），睡眠，衣類の着脱，身の回りを清潔にすることなどについて，子どもが意欲的に生活できるよう適切に援助する。
情緒の安定	• 一人ひとりの子どもの生活リズム，発達過程，保育時間などに応じて，活動内容のバランスや調和を図りながら，適切な食事や休息がとれるようにする。
教育	
健康	• 健康な生活のリズムを身につけ，楽しんで食事をする。 • 身の回りを清潔にし，衣類の着脱，食事，排泄など生活に必要な活動を自分でする。
人間関係	• 保育士や友だちとの安定した関係のなかで，ともに過ごすことの喜びを味わう。
環境	• 安心できる人的物的環境のもとで，聞く，見る，触れる，かぐ，味わうなどの感覚のはたらきを豊かにする。 • 自然に触れて生活し，その大きさ，美しさ，不思議さなどに気づく。 • 生活のなかでさまざまなものに触れ，その性質やしくみに興味や関心をもつ。 • 季節により自然や人間の生活に変化のあることに気づく。 • 自然などの身近な事象に関心をもち，遊びや生活に取り入れようとする。 • 身近な動植物に親しみをもち，いたわったり，大切にしたり，作物を育てたり，味わうなどして，生命の尊さに気づく。
言葉	• したこと，見たこと，聞いたこと，味わったこと，感じたこと，考えたことを自分なりの言葉で表現する。
表現	• 生活のなかでさまざまな音，色，形，手触り，動き，味，香りなどに気づいたり，楽しむ。

（「保育所保育指針」（厚生労働省），2017[3]）を参考に著者作成）

さらに，食事をとる行為を通じて，保育士や友だちと食事を楽しみ合うようになり，信頼関係が深まることで，子どもが自らはたらきかけをしていくなどの「人間関係」の構築にもつながる。

2）幼児期

幼児期になれば，友だちとおかずを分け合う，友だちの食事が終わるまで自分も席を立たないことなどから，思いやりの心や協調性が育つ。また，食用植物の栽培や販売（お店屋さんごっこ）をしたり，調理する人に興味・関心をもち，感謝の気持ち，愛情，信頼感を培ったりすることも「人間関係」として重要である。

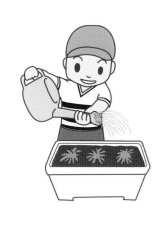

園庭，プランター，保育所などの近隣の畑等で野菜，いもなどの栽培をしながら育ちを観察し，収穫する。また，ランチルームや調理室前などに，調理前の食品素材を提示したり，食品パネルを展示したりすることにより，調理室との連携，調理（クッキング）保育などの「環境」整備に努めることも大切である。

子どもの興味・関心を引き出すような「環境」で，保育士，調理員，栄養士などが説明する話に耳を傾けたり，実際に調理した食品や料理の話をしたり，それらに関連したこれまでの経験や知識を「言葉」にすることで，「表現」力が養われていく。また，家庭の食卓や買い物のときの家族との会話を通して，新たな経験を自分の言葉で「表現」できるようになることから，家庭の食生活の現状把握，および家庭との連携も必要になる。

❸ 食育の内容と計画および評価

A. 食育の計画づくり

1) 基本的な流れ

　食育の視点を入れた全体的な計画づくりは，施設長を中心に，入所児の発達特性を踏まえて行う。入所から修了に至る全過程について，子どもの経験を見通して，一貫性と系統性をもち，保育所などの目標に合わせて作成する。次に，全体的な計画に基づき，子どもの担任の保育士を中心に，調理員や栄養士と連携しながら，各クラス別，または年齢別に子どもの実態に合わせて指導計画を作成する。

　食育の計画は，「子どもの食生活や食に関する発達特性を見通した年，春・夏・秋・冬期，月などの長期的な指導計画」と「指導計画と関連させながら，より具体的な子どもの日常生活に即した，週，日などの比較的短期間の指導計画」に分けて作成することが勧められる。

2) 作成にあたって

　なお，食育の計画は，調理体験や栽培活動，生産者による講演会などのイベント的なものが重視されがちで，毎日の食事の提供と食べる場面での活動が軽視されることがある。しかし，子どもの「"食を営む力"の基礎を培う」ためには，食事の提供や食べる場面での活動が，日々成長・発達を続ける子どもに合致しているかを常に評価し，その結果に基づいて改善していくことが求められる。

B. PDCA サイクル

1) PDCA サイクルとは

　食育は目標に向かって，子どもの実態を踏まえて計画（Plan）を立て，実施（Do）し，それを評価（Check）し，さらに改善（Action）していくことをくり返しながら，よりよい状況をめざしていくことが重要である。これをその頭文字をとってPDCAサイクルという（p117図）。

2) 食育活動とPDCAサイクル

　野菜が苦手な子どもが多い5歳児クラスへのカレー作りの食育活動を例にとって，PDCAサイクルを説明する。

　この施設の食育の目標は「強く・たくましく・元気な子どもを育てよう」である場合，その目標達成には，カレー作りを通して「野菜も苦手意識をもたずにおいしく食べられるようになる」ことをめざす。そこで「自分で育てた，収穫した，調理した野菜なら，興味をもって食べるかもしれない」と推察して，食育活動を計画（Plan）する。続いて，子どもの成長・発達を踏まえた栽培，収穫，調理活

動を実施（Do）する。

　終了後，その実践について評価するが，「みんなで楽しめた」，「おいしく作れた」，「ケガもなくてよかった」などは評価ではなく，感想や報告である。評価（Check）とは目標があり，それにどれだけ到達したのかを明確にすることである。評価する意味は改善点（Action）を見出し，次の計画の立案につなげていくことでもある。また，評価することにより，食育の取り組みがより深まり，子どもの育ちに効果的なものとなっていく。

3）PDCAサイクルは回し続ける

　評価の結果，達成されなかった事項は，どの段階に問題があったのか検討し，その内容を改善することで計画の質を高めていく。このように，計画，実施，評価，改善を一巡したら，さらに高次の目標の達成をめざして循環し続けていくことが重要である。図2に子どもの健やかな発育・発達をめざした食事・食生活支援の概念図と，そのなかでのPDCAサイクルの位置づけを示す。

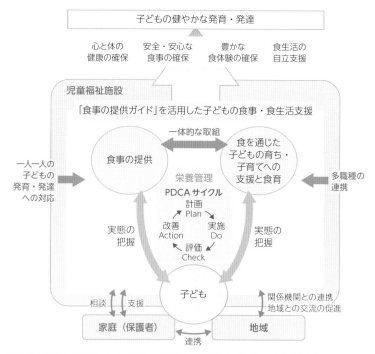

図2●子どもの健やかな発育・発達をめざした食事・食生活支援

（「児童福祉施設における食事の提供ガイド」（厚生労働省），2010より引用[6]；PDCAサイクルは著者追記）

4 食育のための環境づくり

A. 自然環境への配慮

1) 栽培活動を通した食育

　子どもが自然環境を意識できるような食育活動として，栽培活動を例にあげる。保育所の畑でピーマンを育てることにした。ピーマンが苦手なＡちゃんは「ピーマンは嫌い」と言いながらも，毎日友だちと一緒に水をやっていた。ピーマンは成長し，やがて実をつけ，それが大きくなっていくようすに感激し「先生，ピーマンがこの間はとても小さかったけれども，今日見たら卵くらいに大きくなっていたよ」と報告してくれた。

　丹精込めて育てること，野菜の成長過程を観察すること，収穫する喜び，調理してどのような料理になるのかワクワクしながらお手伝いすること，作りながらにおいをかいだり，盛り付けをしたり，できあがった料理を味わったりすること，これら多くの経験を通して食べ物に関する興味がわき，理解が深まり，また野菜嫌いの子どもを少なくすることにも役立つ。

　さらに，肉，魚，野菜などの動植物の命は自然の恩恵を受けて育ち，その動植物の命をいただいて，私たち人間の命につないでいくことを実践から学び，動植物の命を尊ぶこと，感謝することも身につけていく。

2) その他の工夫

　一方，子どもが自分の体験の理解を深められるよう，絵本や紙芝居，図鑑などの活用，お絵かき，お店屋さんごっこ，おままごとといったごっこ遊びなど，日常の保育と連動させることへの配慮も望まれる。

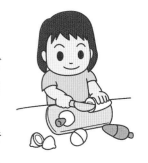

　なお，畑のない環境では，親子で，あるいは保育士と一緒に食材の買い物に行くこと，手伝いをしながら一緒に料理を作ること，周囲の人と一緒に味わうこと，食前の準備・食後の片付けを手伝うこと，農家の畑を訪問し，見学することなどでも，自然環境からの学びは可能である。

B. 食卓環境への配慮

　食卓環境への配慮としては，食事や間食（おやつ）の時間は子どもの心身の発達状況に合わせた心地よい環境，ゆとりある時間を十分に確保すること，ランチルームやときに戸外など，楽しく食べる場所を用意すること，テーブルやいす，食器や食具を安全で発達段階に合致したもの[1]とすることなどがある。

　また，楽しい食卓になるように，保育士や友だちなど一緒に食べる人の構成を考えたり，食事を提供する調理員や栄養士への感謝の気持ちが育つように，一緒

★1　発達段階に合致したもの
例えば食事のときに床に足がつかない場合には，牛乳パックや段ボールなどで作った足置き台の工夫など。

に食事をとるなどの交流を図ったりすること，さらに，事故予防，衛生管理などの観点から，調理室から食事をとる場所までの安全な動線確保などに努めることも重要である。

C. 人的環境への配慮

1）保育士，調理員・栄養士，地域の人と子どもたちのかかわり

● 他者とのかかわりの重要性

　保育士や友だち，調理員や栄養士などと一緒に調理したり，食事をとる機会をつくったりすることにより，子どもたちは他者の存在を感じて，ともに作る・食べる喜びを味わうことができるようになる。また，ふだん接することの少ない調理員や栄養士などと一緒に調理をすることは，食事を作る人の存在を身近に感じ，食べ物を大切に扱ったり，作っている人への感謝の気持ちが芽生えやすくなったりする。

● 「他者への共感」「思いやりの気持ち」の育み

　食卓を通して，「他者への共感」や「思いやりの気持ち」も芽生えてくる。この「他者への共感」や「思いやりの気持ち」については，未就学児に言葉でその意味を説明しても，理解は難しいと思われる。しかし，例えば間食（おやつ）に人数分の蒸しパンが大皿に盛って出されたときに，Ａちゃんが自分のお皿にたくさん取ったとする。それを見た保育士は，「Ａちゃんがたくさん取ったら，お友だちの分がなくなってしまうよ。Ａちゃんもお友だちもみんな蒸しパンが大好きだから，蒸しパンが食べられないお友だちはどんな気持ちになるかな」と具体例を示しながら「他者への共感」や「思いやりの気持ち」への理解を促すことが可能になる。

　また，大人との共食により食事のマナーを身につけることは，一緒に食事する人を不快にさせない「思いやりの気持ち」を育てることにも通じる。

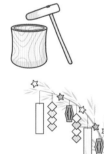

● 年中行事の活用

　さらに，もちつき，ひな祭り，こどもの日，七夕などの年中行事の際に，地域の人たちと交流することで，季節を感じたり，食文化への理解を深めたり，さらに自分の育つ地域への愛着，目上の人への思いやりや尊敬の念，感謝の気持ちなどが育まれる。

● 求められる配慮

　このように子どもが，食を通じてさまざまな人たちとかかわる機会をつくることは重要であり，その際には，子どもが自発的に人とかかわろうとしたり，コミュニケーションが図れたりするような配慮が求められる。

2）保育士と調理員，栄養士との連携

　子どもの成長・発達に合致した食事の提供をする調理員や栄養士にとって，子どもの食事のようす（雰囲気，咀嚼・嚥下のようすなど）を観察することは重要である。しかし，毎日，子どもの昼食や間食（おやつ）時に調理員らが食事のようすを観察することは，仕事の都合上，困難である場合も多い。そこで，保育士が観察した食事の味付け，分量，大きさについての情報を，例えば「食事観察日誌」のような記録に残し，調理員，栄養士らに伝え，それを次の調理に活かすことも勧められる。

5 保護者支援，地域支援

A.通所児の保護者，地域の子育て家庭への支援の必要性

　2015（平成27）年度 乳幼児栄養調査結果[7]によると，「現在，子どもの食事で困っていることが特にない」と回答したのは2〜5歳未満児，5歳以上児の保護者で，それぞれ約15％，約23％であった。これは逆からみると，「困りごとがある」保護者が，それぞれ約85％，約77％もいることになる＊。また，別の調査[8]では，就学前の子どもの保護者で，子どもの「食事について心配なことがある」者は，「食事について心配なことがない」者に比べて，「育児に自信がもてないことがある」や「子育てに困難を感じることがある」割合が約2倍高いことが示されている（図3）。

　すなわち，食の悩みをもつ人は多く，その悩みの解決が，多くの親子の楽しく心豊かな毎日につながることが示唆される。そこで，子どもの保育所などへの通所の有無にかかわらず，食の悩みを解決し，食事時間が楽しくなるような支援が必要である。

◉現在，子どもの食事について困っていること
→第6章 図7

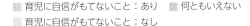
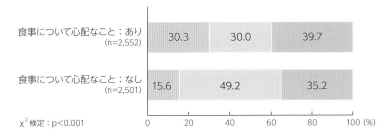

　▥ 育児に自信がもてないこと：あり　■ 何ともいえない
　▨ 育児に自信がもてないこと：なし

食事について心配なこと：あり (n=2,552)	30.3	30.0	39.7
食事について心配なこと：なし (n=2,501)	15.6	49.2	35.2

χ^2検定：p<0.001

0　　20　　40　　60　　80　　100 (%)

図3 ● 食事の心配事と育児の自信の関係
（「幼児健康度に関する継続的比較研究　平成22年度 総括・分担研究報告書」（衛藤 隆／研究代表）（厚生労働省），2011[8] より著者作成）

B. 通所児の保護者，地域の子育て家庭への支援の内容

1）通所児の保護者への支援

◉給食だよりの一例→
第10章 図5

　子どもの食育に関しての取り組みのようすを，保育所などが園だより，給食だより◉，毎日の連絡帳などを通して保護者に伝えたり，園のホームページやブログなどで保護者に紹介したりすることは，家庭の食に関する意識向上につながりやすい。また，子どもの発達のようすを，食具の使用状況，保育所で食べることができた料理や食品，食事中の友だちや保育士との会話やかかわりなどを通して伝えることも，保護者の食への興味・関心を高めるためには効果的である。

◉給食サンプルの展示→
第10章 ★12

　離乳期や幼児期の給食の実物展示◉，スマートフォンやデジタルカメラなどの写真展示は，栄養バランス，量，盛り付けがわかりやすかったり，夕食の献立との重複を避けたりするためにも役立ち，さらに活字が苦手な保護者にも好評である。

　給食や間食（おやつ）の試食会では，実際に食べることで，味付け，調理形態，分量の目安などを伝えることができる。また，年中行事に参加して，親子一緒に行事食を作ったり食べたりすることで，親子の触れ合いを通して食文化の継承が可能となる。なお，行事や懇親会へ参加した保護者同士の交流を図ることで，家庭における食育実践の広がりも期待できる。

2）地域の子育て家庭への支援

　保育所などは身近な子育て支援の施設として，例えば，ホームページに食育の取り組みのようすを掲載したり，実際に保育所などに足を運んでもらい，子どもたちが食べている場面を見たりすることで，年齢にふさわしい食事形態・分量・硬さ，食べさせ方，食べ方，食具の使い方などを保護者に理解してもらうことができる。その結果，子どもの発達段階を見通して，わが子の実態を客観的に把握する力が培われる。

　また，各種の行事や体験保育などの取り組みのなかで，食に関する相談・支援をすることも可能である。その場合には事例を記録して，職員間で検討を積み重ねていくことが重要である。相談・支援内容によっては，相談者の了解を得たうえで，医療機関，保健センター，保健所，児童相談所などの専門機関への紹介も必要となる。なお，育児放棄（ネグレクト）などが疑われる場合には，子どもを守ることを優先し，相談者の了解なしに専門機関に連絡することも求められている。

文献

1）「食育基本法」（農林水産省）（https://www.maff.go.jp/j/syokuiku/pdf/kihonho_28.pdf），2005

2）「第4次食育推進基本計画（令和3〜7年度）の概要」（農林水産省）（https://www.maff.go.jp/j/press/syouan/hyoji/attach/pdf/210331_35-4.pdf），2021

3）「保育所保育指針」（厚生労働省）（https://www.mhlw.go.jp/file/06-Seisakujouhou-11900000-Koyoukintoujidoukateikyoku/0000160000.pdf），2017

4）「『楽しく食べる子どもに―保育所における食育に関する指針』（概要）」（厚生労働省）（https://www.mhlw.go.jp/shingi/2007/06/dl/s0604-2k.pdf），2004

5）「保育所における食育の計画づくりガイド―子どもが「食を営む力」の基礎を培うために」，こども未来財団，2007

6）「児童福祉施設における食事の提供ガイド」（厚生労働省）（https://www.mhlw.go.jp/shingi/2010/03/dl/s0331-10a-015.pdf），2010

7）「平成27年度 乳幼児栄養調査結果の概要」（厚生労働省）（https://www.mhlw.go.jp/file/06-Seisakujouhou-11900000-Koyoukintoujidoukateikyoku/0000134460.pdf），2016

8）「幼児健康度に関する継続的比較研究　平成22年度 総括・分担研究報告書」（衞藤　隆／研究代表）（厚生労働省）（http://www.jschild.or.jp/book/pdf/2010_kenkochousa.pdf），2011

参考文献

• 「保育所保育指針ハンドブック 2017年告示版（Gakken保育Books）」（汐見稔幸／監），学研教育みらい，2017

• 「平成29年告示保育所保育指針まるわかりガイド」（汐見稔幸／編著），チャイルド本社，2017

• 「図解でよくわかる 新・食育ガイドブック（メイトブックス）」（堤ちはる／監），メイト，2018

• 「子育て・子育ちを支援する 子どもの食と栄養」（堤ちはる，土井正子／編著），萌文書林，2021

• 「子どもの食と栄養 改訂3版（最新 保育士養成講座 第8巻）」（『最新 保育士養成講座』総括編纂委員会／編），全国社会福祉協議会，2019

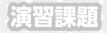

5歳児に「田んぼで育てた米で, おにぎりパーティーを開催する」という食育活動をする場合の指導計画を立ててみよう。

● 目的

子どもの育ちに配慮した食育活動の指導計画が立てられるようになる。

● 進め方 (方法)

指導計画は, ①ねらい, ②内容, ③子どもの姿, ④配慮, ⑤振り返りの各項目に分けてワークシートに記入していくとよい。その際, 次に示す活動の流れを参考にしよう。

1) 事前学習:稲が成長して米になるまでを知る, 田植えの方法を知る。
2) 田植え:農家の方の指導を受ける, 田んぼで田植えをする。
3) 稲刈り:農家の方の指導を受ける, 鎌で稲を刈る。
4) 脱穀, 精米:すり鉢とすりこぎでもみすりをする, 一人ずつ精米を体験する。
5) 調理する:かまどに火をおこす, 米をといで炊く, おにぎりを作る。
6) 会食をする:保育士や友だちと「いただきます」をしていただく。食べた後で, おにぎりの感想を発表し合う。

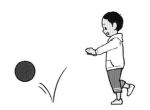

食の支援を保育現場から❾

食育の可能性

　私の保育園で食育計画を作成するときには，さまざまな人たちが登場します。

　園長・栄養士・保育士は当然のことながら，食品を搬入してくれる業者さん，野菜を育ててくれる農家さん，料理研究家，近所のレストランのシェフ，その他デザイナーやIT関連の人たちにも参加してもらい，子どもたちの食の問題を討議したり，楽しい企画を考えるといった会議を行います。「食」というテーマはそのような会議を行っても十分なくらい価値がありますし，保育の中心でもあるのです。

　そして，異業種の人たちが集まっての会議を行うと，おもしろいことが起こります。保育園の食育について話しているはずなのに，地域や他の業種の人たちの課題や問題が浮かび上がることが多くあります。例えば農家さんでは，「家業を継いでくれる子どもがいないため畑や果樹の山が手つかずの状態で荒れている」とか，「梅がとれすぎたので梅ジュースを作るんだ」といった雑談が起こります。一方，保育園を利用する家庭のニーズをみてみると，「子どもと一緒に農業体験などを行いたい」とか，「ワークショップを通し子どもたちにさまざまな経験をさせてあげたい」といった希望をもっていたりするのです。

　それなら，両者をつなげたらよいのではと考え，農業体験や梅ジュース作りのワークショップなどのイベントを開催すると，その企画は大盛況。そして，それがきっかけとなり，農家さんと家庭が交流するようになり，週末ファーマーが登場したり，保育園では毎週とれたての野菜のマルシェが開かれたりしています。

　保育園は出会いを調整しただけ……これは，ほんの一部の事例ですが，食育を通し地域が活性化したり，新たな事業がはじまったり，保育園への支援の輪が広がったりといった二次的な効果が起こる可能性を「食育活動」は秘めているのです。

第10章
家庭や児童福祉施設における食事と栄養

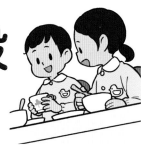

point

- ☑ 児童福祉施設の種類や目的はさまざまであり，児童の特性に応じて給食の目的も異なる。本章では，保育所・乳児院・児童養護施設における給食の役割について理解する。

- ☑ 児童福祉施設における給食提供では，児童の適切な栄養管理が重要である。その方法と衛生管理について理解する。

- ☑ 児童の発育・発達に応じた給食を提供するためには，多職種の連携が重要であることを理解する。

- ☑ 児童福祉施設では，給食の提供だけでなく，家庭や地域への支援の役割もあることを理解する。

児童福祉施設における給食の提供にかかわる職種の役割と連携

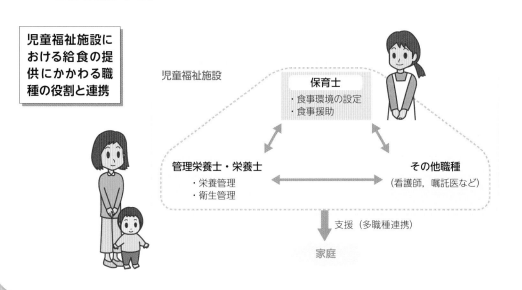

1 児童福祉施設における食事と栄養

A. 児童福祉施設と給食

1）児童福祉施設の種類と給食形態

　児童福祉施設は，児童福祉法に規定されている施設である。表1に主な児童福祉施設の種類と目的を示す。児童福祉施設は児童（18歳未満の者）を対象とした施設であり，児童を保育する立場である保育士は表1に示した児童福祉施設での活躍が期待されている。施設の形態は，入所型と通所型に大別される。入所型は1日3回，通所型では1日1回，給食を提供する。

2）保育所・乳児院・児童養護施設における給食の役割と支援

　児童福祉施設における給食の役割は，第一に必要なエネルギーと栄養素の補給

表1 ● 主な児童福祉施設の種類と目的

児童福祉法	施設		目的	入所型	通所型
第36条	助産施設		保健上必要があるにもかかわらず，経済的理由により，入院助産を受けることができない妊産婦を入所させて，助産を受けさせる。	○	
第37条	乳児院		乳児を入院させて，養育する。あわせて退院した者について相談その他援助を行う。	○	
第38条	母子生活支援施設		配偶者のない女子またはこれに準ずる事情にある女子，およびその者の監護すべき児童を入所させて，これらの者を保護するとともに，これらの者の自立の促進のためにその生活を支援し，あわせて退所した者について相談その他の援助を行う。	○	
第39条	保育所		保育を必要とする乳児・幼児を日々保護者のもとから通わせて保育を行う。		○
第39条の2	幼保連携型認定こども園		義務教育，およびその後の教育の基礎を培うものとしての満3歳以上の幼児に対する教育および保育を必要とする乳児・幼児に対する保育を一体的に行い，これらの乳児または幼児の健やかな成長が図られるよう適当な環境を与えて，その心身の発達を助長する。		○
第41条	児童養護施設		保護者のない児童，虐待されている児童，その他環境上養護を要する児童を入所させて，これを養護し，あわせて退所した者に対する相談その他の自立のための援助を行う。	○	
第42条	障害児入所施設	福祉型障害児入所施設	保護，日常生活の指導および独立自活に必要な知識技能を付与する。	○	
		医療型障害児入所施設	保護，日常生活の指導，独立自活に必要な知識技能の付与および治療を行う。	○	
第43条	児童発達支援センター	福祉型児童発達支援センター	日常生活における基本的動作の指導，独立自活に必要な知識技能の付与または集団生活への適応のための訓練を行う。		○
		医療型児童発達支援センター	日常生活における基本的動作の指導，独立自活に必要な知識技能の付与または集団生活への適応のための訓練および治療を行う。		○
第43条の2	児童心理治療施設		家庭環境，学校における交友関係その他の環境上の理由により社会生活への適応が困難となった児童を，短期間，入所させ，または保護者のもとから通わせて，社会生活に適応するために必要な心理に関する治療および生活指導を主として行い，あわせて退所した者について相談その他の援助を行う。	○	○
第44条	児童自立支援施設		不良行為をなし，またはなすおそれのある児童，および家庭環境その他の環境上の理由により生活指導などを要する児童を入所させ，または保護者のもとから通わせて，個々の児童の状況に応じて必要な指導を行い，その自立を支援し，あわせて退所した者について相談その他の援助を行う。	○	○

であり，子どもの健全な心身の発達を図る。そして生涯にわたって健康で生きることができるように，望ましい食習慣の基礎を形成することである。施設の児童の特性により，給食の役割と支援が異なる点もある。以下に，保育所・乳児院・児童養護施設における給食の役割と支援について述べる。

● 保育所

保育所における食事の提供は，保育の一環として行わなければならない。それが明確に示されたのが2009（平成21）年に告示された「保育所保育指針」である。2018（平成30）年施行の保育所保育指針において，「乳幼児期にふさわしい食生活が展開され，適切な援助が行われるよう，食事の提供を含む食育計画を全体的な計画に基づいて作成し，その評価および改善に努めること。栄養士が配置されている場合は，専門性を生かした対応を図ること」と記され，保育のなかで食を営む基礎を培うことが重要である。

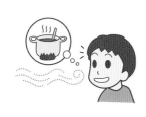

◉保育所保育指針【原文】→第9章 表3

保育所での給食は，栄養士などにより栄養管理された食事が決まった時間に提供され，生活リズムを整えることにつながっている。そして，家庭の食卓に出されることのない食品や料理を体験することができるため，食経験の幅を広げることもできる。調理室がある場合には，作る人を身近に感じ，調理室からただようおいしそうなにおいや包丁で刻む音など五感で「食」を感じ，食への興味・関心が高まる。

保育所では，家族以外の仲間（同年齢・異年齢）や職員（保育士・栄養士など）と一緒に食べる。一緒に食べる喜びを感じ，食事中の会話などが情緒の安定につながる。また，同じものを食べ「おいしい」と共感することで親近感がわき，人と人との関係が深まり社会性を育む。さらに一緒に食べている人のことを思いやるなかで，食事マナーも身につけていく。

保育所給食の役割は保育所内ではとどまらず，家庭や地域への支援も重要である。近年，核家族化，就労状況の変化や食に対する価値観の多様化などを背景として，食に悩む保護者が少なくない。そのため，保育所から家庭への食支援も求められている。子どもを通して家庭の食意識を変化させ，保護者から直接食に関する相談を受け助言をすることが家庭への食支援につながる。また，地域の子育て家庭へ向けて栄養相談や調理講習会などを実施し，家庭で子育てをしている保護者への支援も行う役割がある。

● 乳児院

乳児院は父母の死亡や行方不明などにより保護者がいない，病気や虐待などにより家庭での養育が困難または不適切であるため，家庭に代わって養育する施設である。そのため，入所する子どもは栄養状態が良好でなく，発育・発達が遅れ

ている場合が多い。また対象となる年齢が0～2歳であるので，乳汁・離乳食・幼児食と食べ方の変化が著しく，個人差も大きい。入所前に医師や保護者などから食に関する状況（ほ乳量，アレルギーの有無，摂食機能の発達状況，食事量など）を把握し，個々の状況に応じた対応が重要である。また，家庭のように温かい雰囲気で安心して楽しく食事に向かうことができるように配慮する。

● 児童養護施設

児童養護施設に入所する児童は，親による虐待など不適切な家庭環境で育った児童であるため，心身ともに傷ついており，食事も楽しい場ではなかった場合が多い。入所している児童にとっては「家」であるので，家庭的な食環境をつくり，食事をする場が楽しいと感じられることが大切である。

退所してからは社会で自立して生活しなければならない。そのため，自身の食生活を自己管理する力も身につける必要がある。具体的には，栄養や献立作成の知識，食品の購入から調理する技術，適切な食事内容や食事量を知ることなどである。自身の適量を学ぶためにバイキング形式の給食や，調理技術を身につけるために調理実習を実施するなどの支援を行う。

3）保育所給食の運営

● 運営形態

保育所給食の運営形態には，①保育所での自園調理，②委託調理★1，③外部搬入★2（3歳未満児は一定条件を満たした公立保育所のみ）がある。

保育所での給食の提供は，基本的に昼食と間食（おやつ）の2回であるが，保育所の開所時間により夕方の補食や夕食を提供する場合もある。

● 円滑な運営の配慮[1]

保育所給食を円滑に運営するために，施設長のもとに給食関係者（栄養士，調理員など）を配置する（図1）。給食関係者は保育関係者・その他の関係者と日々

★1　委託調理
保育所の調理施設で給食の委託業者が調理すること。

★2　外部搬入
保育所の施設外で給食業者が調理したものを搬入すること。

給食運営会議（保育所の例）

- 施設長
- 給食関係者（栄養士，調理師など）
- 保育関係者（主任保育士，保育士など）
- その他の関係者（保健師，看護師，事務職員など）

検討事項
- 給食の管理，運営の改善に関すること
- 食事内容の改善に関すること
- 栄養指導，生活習慣指導，食事教育などに関すること

図1● 保育所における運営会議の一例
（「児童福祉施設における給食マニュアル」（厚生労働省雇用均等・児童家庭局母子保健課／監），児童育成協会児童給食事業部，2002[2]より引用）

連携をとりながら，園児の食べ方・量，体調などの情報を共有し，食事内容に反映させる。また，給食関係者が定期的（月1～2回程度）に給食運営会議を行うことが望ましい。給食運営会議では，献立内容や調理形態，喫食状況，食べ方，食事環境，子どもの発育状況，家庭や地域への支援の内容などを検討する。

B. 給食の栄養管理と衛生管理

1）栄養管理

★3　栄養管理
心身の健康状態を良好にすることを目的として，児童に応じた適切な栄養状態を確保すること。

児童福祉施設における給食の栄養管理★3は，「児童福祉施設における食事の提供に関する援助及び指導について」3) と「児童福祉施設における「食事摂取基準」を活用した食事計画について」4)〔2020（令和2）年，厚生労働省通知〕に基づいて行う。「児童福祉施設における食事の提供ガイド」5)〔2010（平成22）年，厚生労働省〕には各施設における具体的な進め方が示されている。

●子どもの健やかな発育・発達をめざした食事・食生活支援→第9章 図2

児童福祉施設における栄養管理は，食事の提供だけでなく，食育と一体的に行うことが重要である●。児童福祉施設の児童は発育・発達が著しい時期であり，個人差も大きいため，発育・発達状況に応じた個別の対応が必要である。施設内では食事にかかわる全職員が一体となり，多職種が連携して進めていくことが大切である。

★4　食事計画
児童に提供する食事の量と質について計画すること。

★5　給与栄養量
児童に提供することが適当なエネルギーおよび栄養素の量。

●献立作成・調理の基本→第3章 2

食事の提供の手順の概念図を図2に示す。まず子どもの身長・体重測定を行い，発育・発達状況，栄養状態，生活状況などについて把握・評価する。そのうえで食事計画★4を立てる。その際「日本人の食事摂取基準」を活用して給与栄養量★5を設定し，献立を作成している●。食事を提供した後は残食量調査や嗜好調査を行い，献立の評価を行う。加えて計画どおりに調理が行われたかについても評価を

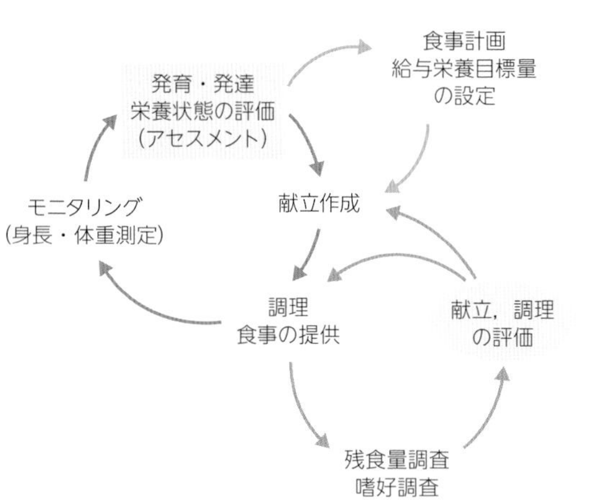

図2●食事の提供の概念図
（「児童福祉施設における食事の提供ガイド」（厚生労働省），2010 5) より引用）

行い，次の食事計画の改善を図る。

2）衛生管理

　児童福祉施設の子ども，特に乳幼児は抵抗力が弱い。食中毒になると重症化しやすいため，衛生面での十分な配慮が必要である。施設における食中毒予防には，「大量調理施設衛生管理マニュアル（大量調理マニュアル）★6」に基づいて食事を提供することが望ましい。このマニュアルはHACCP（ハサップ）★7 の概念に基づいている。以下に主な留意事項をあげる。

①原材料および保存食品についての必要な情報を記録し，検収★8 を実施する。

②加熱調理において，中心部を75℃で1分以上（ノロウイルス汚染の危険がある場合は85〜90℃で90秒間以上）加熱する。

③加熱調理後の食品および非加熱調理食品の二次汚染防止を徹底する。

④調理後の食品の温度管理（10℃以下または65℃以上）を徹底する。

⑤調理後の食品は2時間以内に食べる。

⑥保存食★9 と検食★10 を実施する。

　調理従事者は，施設や食品の汚染原因とならないよう，調理における手洗いの徹底や，日々の体調に留意し，健康を保つようにする。

C.保育所における給食の進め方と保護者との連携

1）保育所入所前の子どもの状況の把握

　保育所に入所する時期は子どもにより異なるが，保育所で食事を進めるにあたり，入園前の家庭での生活習慣や食事状況などを聞き，把握することが必要である（表2）。保育所給食は，家庭での食事を含めて1日の食事となることを考慮し，食事計画を立てる。

2）保育所給食の実際

　保育所に通う乳幼児は，食べ方の変化が著しい時期である。図3のような給食

★6　大量調理マニュアル
同一メニューの食事を，1回300食以上，1日750食以上提供する施設に適用されるが，小規模の施設においても利用可能である。

★7　HACCP
危害分析重要管理点方式（Hazard Analysis Critical Control Point）の略である。食品の製造において，原材料の受入から出荷までの全工程における危害を予測し，その危害を防止するための重要な事項を決め，衛生管理を行う手法である。

★8　検収
原材料の納入の際に必ず調理従事者などが立ち合い，検収場で品質，鮮度，品温（運搬時の温度管理を含む），異物の混入などの点検を行い，記録する。

★9　保存食
原材料（洗浄・殺菌などを行わない）および調理済み食品（配膳時の状態）を，食品ごとに50g程度ずつ清潔な容器（ビニール袋など）に入れ，密封し，−20℃以下で2週間以上保存する。食中毒が発生したときの原因究明に使用する。

★10　検食
給食の配膳前に1人分を食し，問題がないか確認する。

表2 ● 保育所入園前の食事に関する主な調査内容

授乳	• 母乳，混合，粉乳*（時間帯，量） 　＊粉乳の場合，粉乳の銘柄，乳首の銘柄・サイズ
水分補給	• 内容 • 飲み方
離乳食	• 開始月齢 • 回数・時間帯，1回にかかる食事時間 • 食べ方 • 内容（食品） • 調理形態
アレルギー	• アレルギーの有無 • 食物アレルギーがある場合の除去している食品

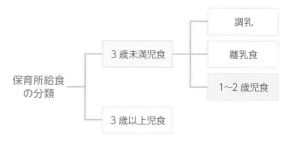

保育所給食
の分類
- 3 歳未満児食
  - 調乳
  - 離乳食
  - 1〜2 歳児食
- 3 歳以上児食

図3 ● 保育所給食の区分
（「児童福祉施設給食関係者ハンドブック」（日本児童福祉給食会／
編），日本児童福祉給食会，1969[6]より引用）

区分があり，食種が多岐にわたる。また，食物アレルギーや宗教の関係で特別な配慮を必要とする場合もある。

授乳については，子どものおなかがすくリズムに合わせて授乳時刻，回数，量，温度について個別に配慮する。母乳育児の継続を希望する場合には，冷凍母乳の受け入れ体制を整える。

● 授乳・離乳の支援ガイ
ド→第5章 ★2

離乳食（写真1）は「授乳・離乳の支援ガイド」を参考に進めていく。子どもの発育状態，咀嚼（そしゃく）・嚥下（えんげ）機能の発育状況などに合わせて食品の種類，量，調理形態（大きさ，切り方，硬さ，調理方法），食具などを個別に対応する。子どもの食べ方について保育士と栄養士などが連携して把握し，日々発達する子どもの食べる機能に応じた食事を提供する。そして家庭とも連携をとりながら，保育所と家庭で同様に進めていく。

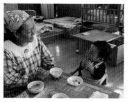
写真1 ● 0歳児クラス

1〜2歳児食（写真2，写真3）では，まだ大人と同じように咀嚼・嚥下することができないので，食べる機能に応じた食品の種類や調理形態の配慮が必要である。自己主張が出てくる時期でもあり，「自分で食べたい」気持ちを大切にし，食への主体性を育む。

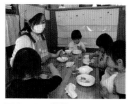
写真2 ● 1歳児クラス

3歳以上児食では乳歯が生えそろうので，大人とほぼ同様のものが食べられるようになる。多様な食品や料理を組み合わせ，食経験の幅を広げていく。また，行事食や郷土料理なども体験できるよう配慮する。食事の準備や片づけにも参加し（写真4），食事マナーも習得する。

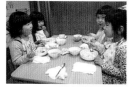
写真3 ● 2歳児クラス

2 食事環境の配慮

A. 食事環境[1]

1）衛生面

衛生的に食事をするために，食事をするスペースが独立して確保されていることが望ましい。食事前に，テーブル，いす，床の汚れをふき取る。準備から片づ

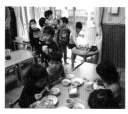
写真4 ● 3〜5歳合同クラス

けまでを食事の一連の流れとして，子ども自ら行えるように援助する。保育士，子どもともに手洗いを行う。乳児は自分で手を洗うことができないので，保育士が抱っこして手を洗うか，衛生的なタオルでふいてきれいにする。幼児は，食事前には保育士が声をかけなくても自分から手を洗う習慣を身につけられる環境を整える。

2）盛り付け

食事の盛り付けは，一人ひとりの発育・発達状況，その日の体調や活動量によって個別に対応する。栄養士などや保育士があらかじめ盛り付けてもよいが，子ども自身に食べられる量を聞きながら盛り付けてもよい。また，バイキング形式にして食べたいものを選択し，食べる量を自分で調整する方法もある。ただし，子どもが盛り付けにかかわる場合には，子どもの気持ちを大切にしながらも栄養バランスが偏らないように配慮する。

3）声かけ

食事場面で子どもにどのような声かけをするかは，保育士自身のこれまでの食経験，食に対する意識により大きく変わる。保育士の声かけが子どもの食べ方に影響を与えることを自覚する[11]。学生時代から食に興味をもち，知識を深め，幅を広げておくことが大切である。実際の食事場面では保育士主体の必要以上の声かけではなく，子どもの発するサインや言葉に応じて声かけをする。子どもが食べているときには食べているようすをしっかり見て，子どものサインを見逃さないようにする。

★11　食事場面での配慮
食事場面では，声かけによる援助も重要だが，保育士の表情や目線，動作も大切である。

B.給食と保育の連携

食事を提供するのは管理栄養士・栄養士や調理員であり，食事援助をするのは保育士である。そして日々の健康や身体発育などの管理を看護師が担っている。適切な食事の提供には，このような食にかかわる職種が連携をとり，情報を共有することが必要である。調理従事者が，子どもがどのように食べているかを直接観察することが望ましいが，直接の観察が難しい場合には保育者が伝えるなど連携をとる。

★12　給食サンプルの展示
給食サンプルの展示が，保護者と子ども，保護者と職員との会話の契機ともなる。

❸ 家庭への給食情報の提供

A.情報提供，情報交換

保育所から家庭への食に関する情報提供として，献立表（図4）や給食だより（図5）の配布，給食サンプルの展示[12]，試食会や調理実習体験の実施などが

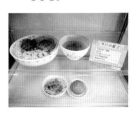

4月 完了食・幼児食 予定献立表

	献立	主な食材	延長補食		献立	主な食材	延長補食
2・16 月	午前 ごはん／わかめスープ／マーボー豆腐／ナムル	米・わかめ・キャベツ・にんじん・えのきたけ・ねぎ・豆腐・豚ひき肉・玉ねぎ・ピーマン・しいたけ・ほうれん草・もやし	おにぎり	9・23 月	午前 人参ごはん／みそ汁／レバーの甘辛煮／粉ふき芋 お茶	米・にんじん・かぶ・しめじ・ねぎ・鶏レバー・たまねぎ・ピーマン・じゃがいも・青のり	おにぎり
	午後 スティックパン	スティックパン			午後 米粉のケーキ	米粉・豆乳・なたね油	
3・17 火	午前 ごま味噌うどん／厚焼き玉子／そら豆ソテー	乾麺・はくさい・にんじん・ごぼう・小松菜・豚ロース肉・油揚げ・ごま・卵・そら豆・じゃがいも・コーン缶	パン	10・24 火	午前 煮込みうどん／豆腐の照り煮／ふきのごま和え	乾麺・鶏もも肉・にんじん・大根・里芋・ねぎ・豆腐・鶏ひき肉・たまねぎ・しいたけ・ふき・ごま	パン
	午後 ツナおにぎり	米・ツナ缶			午後 しらすごはん	米・しらす干し	
4・18 水	午前 グリンピースごはん／みそ汁／カレイの煮魚／納豆和え	米・グリンピース・にら・にんじん・もやし・えのきたけ・ねぎ・カレイ・しょうゆ・キャベツ・納豆	おにぎり	11・25 水	午前 ごはん／みそ汁／鮭の照り焼き／ひじきの炒り煮	米・キャベツ・にんじん・いんげん・えのきたけ・ねぎ・鮭・ひじき・大豆・たまねぎ・油揚げ・干ししいたけ	おにぎり
	午後 五目うどん	乾麺・しめじ・鶏もも肉・大根・小松菜			午後 ナポリタンスパゲティ	スパゲティ・ピーマン・鶏ひき肉・しめじ	
5・19 木	午前 パン／じゃがいもポタージュ／ミートボール／ビーンズサラダ お茶	食パン・じゃがいも・玉ねぎ・バター・牛乳・豚スープ・豚ひき肉・しいたけ・米粉パン粉・大豆・きゅうり・トマト	パン	12・26 木	午前 カレーライス／野菜スープ／スティックチーズ／洋風切干大根	米・豚ロース・たまねぎ・にんじん・じゃがいも・カレーパウダー・米粉・かぶ・コーン缶・プロセスチーズ・切干大根・キャベツ・ベーコン	パン
	午後 菜飯ごはん	米・小松菜			午後 きな粉ペーストサンド	パン・きな粉・マーガリン	
6・20 金	午前 ごはん／若竹汁／炒り鶏／かぶの含め煮	米・たけのこ・ねぎ・大根・もやし・わかめ・鶏もも肉・里芋・ごぼう・たまねぎ・いんげん・かぶ・油揚げ	おにぎり	13・27 金	午前 たけのこごはん／みそ汁／ふくさ卵／アスパラの煮びたし	米・たけのこ・油揚げ・キャベツ・大根・えのきたけ・ねぎ・わかめ・卵・たまねぎ・鶏ひき肉・干ししいたけ・グリンピース・アスパラ	おにぎり
	午後 おからドーナツ	米粉・おから・豆乳・ごま・レーズン			午後 フライドポテト	じゃがいも	
7・21 土	午前 ごはん／みそ汁／鰆の塩焼き／磯和え	米・キャベツ・にんじん・大根・えのきたけ・ねぎ・鰆・はくさい・焼きのり		14・28 土	午前 ごはん／すまし汁／豚肉のしょうが焼き／にんじんの甘煮	米・にんじん・かぶ・しめじ・ねぎ・豚ロース・しょうが・もやし・たまねぎ・レーズン	
	午後 青のりおにぎり	米・青のり			午後 パン	パン	

・お茶以外のときは、牛乳・豆乳がつきます。
・午後食には、果物がつきます。今月の果物は、柑橘類・りんごなど国産のものを中心に選びます。
・材料の都合により、献立を変更することがあります。
・献立で使用する食材の中で午前と午後に重複するものは、午前に記載してあります。

	エネルギー (kcal)	たんぱく質 (g)
今月の栄養供給量	520 kcal	19.3 g
基準量	512 kcal	19.2 g

図4● 保育所給食の献立表の一例

保育所での給食内容を伝えるとともに，家庭での食事の参考となる役割もある。(情報提供：一般財団法人慈愛会 慈愛会保育園)

『給食だより』 4月号

入園・進級おめでとうございます。
ひよこ組に新しいお友達を迎えての新生活がスタートします。元気な子どもの笑顔を思い浮かべながら、今年も美味しい給食を作っていきたいと思います。

慈愛会保育園の給食室は、子どもたちみんなの台所です。
かつお節のだしを取るいい匂いがして、包丁でトントンと、煮たり焼いたりのいい匂いが園内に広がり、ごはんを作る人がいっもいて、お散歩から帰って来ると「ただいま〜」「おかえり〜」「今日のごはんな〜に？」と毎日会話を交わします。
もも組さんの誕生日会（個別）には、子ども達が八百屋さんに果物を買いに行き、誕生児が好む果物でフルーツポンチを作りみんなでお祝いします。
その他、野菜などの食材に触れる機会も積極的に取り入れていきたいと考えております。

ひよこ組のお子さんは、これから保育園の給食が始まりますね。
離乳食のお子さんなど調理の形態や食べ方もさまざまですので、ご家庭の様子を伺いながら一人ひとりに合う食事を提供したいと思っております。
また、アレルギー反応を起こしやすい食品はご家庭でまずお試しいただいてから提供していきます。（食材摂取確認表参照）
4月は入園や進級と新しい環境の中、安心してほっと気持ちを落ち着かせる給食時間になるよう幼児期に比較的食べ慣れた味付けや料理にしています。

お母さんの毎日の食事作りは大変な事と思います。少しでもお役に立てることを願い、献立、栄養相談等何でもお手伝いさせて頂きます。給食室の前を通る際には、お気軽にいつでも声をおかけください。

なお、今年度も食生活アンケートを実施します。このアンケートを基に6月9日(土)の給食懇談会をすすめる予定です。年に1度の懇談会では、日々の給食を試食して頂き、慈愛会保育園給食を体験して頂ければと思っております。
食生活アンケートのご協力もよろしくお願い致します。

慈愛会保育園の給食

☆美味しくて楽しい食事を心がけています。
・味つけは、薄味を基本にして食材の味を生かします。
・楽しい雰囲気の中で食べます。

☆安全な食材を選び、衛生面には十分な注意を払います。
・添加物の入っていない調味料を選び、野菜なども農薬の少ないものを使用しています。
・食材は納品時に温度を計測し、調理の際には中心温度を計測しています。
・栄養士一人ひとりが日頃の体調管理を心がけています。

☆子どもたちの発達にあわせて食品の幅を広げ、調理形態を変えていきます。
・乳児期は、食べ方にも個人差があります。一人ひとりの食べ方をよく見て個々に合わせた食事を提供します。
・離乳食の段階に応じて、色々な食材に出会えるようにし、特に野菜をたくさん摂れるように献立を立てています。

☆食べることを通して、生きる力の基礎を作ります。
・食べることは、生きることに通じます。乳幼児期の食事は、将来の食生活の基礎となります。良い食習慣をつけられるように、ご家庭と園とで連携をとりながら進めます。

☆栄養バランスに配慮し、健康な体づくりをします。
・乳児期の一日に必要なエネルギーや栄養素を考慮し、バランスの良い献立を心がけています。
・旬の食材を使用することで、食材の本来持っている栄養をより多く摂取できるようにしています。

栄養士より

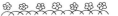

図5● 給食だよりの一例

給食だよりの内容：①栄養情報，②伝承行事などの紹介，③レシピの紹介，④保育所の食育について（方針，思い）など。(情報提供：一般財団法人慈愛会 慈愛会保育園)

ある。

　家庭と保育所での食に関する情報交換の手段として，連絡帳が用いられる。保育士は保育所での食事内容，食事量状況などを記入する。保護者には家庭での食事の内容などを記入してもらい，家庭の食事状況を把握する。連絡帳での情報交換にとどまらず，送迎時の保護者と保育士・栄養士などとの会話も大切にする。

文献

1）「子育て・子育ちを支援する　子どもの食と栄養」（堤ちはる，土井正子／編著），萌文書林，2021

2）「児童福祉施設における給食マニュアル」（厚生労働省雇用均等・児童家庭局母子保健課／監），児童育成協会児童給食事業部，2002

3）「児童福祉施設における食事の提供に関する援助及び指導について」（厚生労働省）（https://www.mhlw.go.jp/hourei/doc/tsuchi/T200416N0020.pdf），2020

4）「児童福祉施設における「食事摂取基準」を活用した食事計画について」（厚生労働省）（https://www.mhlw.go.jp/hourei/doc/tsuchi/T200416N0030.pdf），2020

5）「児童福祉施設における食事の提供ガイド」（厚生労働省）（https://www.mhlw.go.jp/shingi/2010/03/s0331-10a.html），2010

6）「児童福祉施設給食関係者ハンドブック」（日本児童福祉給食会／編），日本児童福祉給食会，1969

参考文献

• 「保育所における食事の提供ガイドライン」（厚生労働省）（https://www.mhlw.go.jp/bunya/kodomo/pdf/shokujiguide.pdf），2012

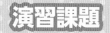

保育活動として給食の下ごしらえのお手伝いをします。子どもたちは，どのようなお手伝いができそうか，各年齢別に書き出してみよう。

●目的

保育と調理のそれぞれの専門性を活かし，子どもの発達に応じた食育計画を立案し，実施，評価を行う。

●進め方（方法）

以下の点を，ワークシートに記入していこう。

1）手伝いを通して何を育てたいか（ねらい）を考え，各年齢の発達に応じた手伝いの内容を考える。

2）実施の手順を考え，保育士と栄養士の担当部分を決める。

3）実施における環境構成（必要なもの，配置，衛生面など）を考える。

4）実施の記録をどのようにつけるかを考える。

5）実施後の評価項目を考える。

6）家庭へ活動内容をどのように伝えるかを考える。

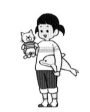

食の支援を保育現場から ⑩

虐待現場の食事風景

　虐待やネグレクトといった問題の家庭を訪問すると，必ずといっていいくらい目にするものが，カッ
プラーメンやコンビニ弁当を食べた後の入れものが床に転がっている散らかった部屋です。そんな居心
地のよいとはいえない空間であっても，親からは「ちゃんと食事は与えている」「虐待などしていない」
という返事が返ってきます。暴力をふるっていないのだから虐待ではないと感じているのでしょう。こ
のようなケースは，現実の社会のなかでは数多くみられます。プライバシーが尊重されるなか，子ども
たちが閉鎖的な空間のなかでSOSの声をあげていても，小さな叫びは届かないという現実があります。

　しかし，虐待という大きな問題になる前からでも，その予兆というのはみえることを知っておきましょ
う。定時に食事をする，毎日着替える，ちゃんと睡眠をとる，この当たり前ともいえる生活に「乱れや
崩れ」がみられたときは，子どもからのSOSが隠れているかもしれないというアンテナをはたらかせる
くらいの用心深さが必要です。たかが食事くらいとか，着替えなくても死にはしないといった思考のな
かで生きなくてはならない子どもを救えるのは，生活の小さな変化に疑問をもつ感性だと思っています。

　食事は栄養補給のためのエサではありません。自分を愛してくれる人たちとの楽しい会話や，食事が
出てきたり片づけたりするまでの作業も含め，食事をとることではじめてカラダだけでなくココロも育
つのだという当たり前がどれだけ大事なのかを理解しておきたいものです。

　2018（平成30）年度に施行された保育所保育指針の改訂で，「養護」の大切さが総則に書かれる意味
は，昨今の家庭の養育機能の低下や貧困といった問題がベースにあってのことでしょう。保育士の仕事
は，園のなかで起こっていること以外にも想像力をはたらかさねばならないのです。

第11章
特別な配慮を要する子どもの食と栄養

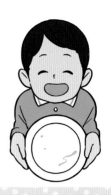

point

- ☑ 急な体調不良にどのようなものがあり，どのような対応を行うか理解する。
- ☑ 小児の先天的な疾患の種類を知り，症状や対応の注意点を理解する。
- ☑ 障害のある子どもの特性と支援方法を理解する。

配慮別支援例

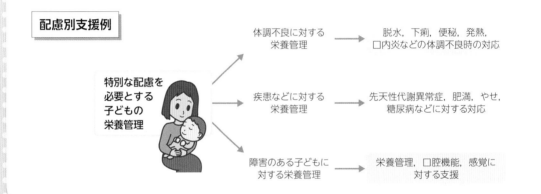

特別な配慮が必要な子どもは，先天性の疾患や障害により体調を崩しやすいが，身長の伸びに合わせて適正な体重を保ち，摂取栄養量を落とさないようにすることで欠席を少なくし，園生活を楽しむ機会を増せることが多い。また，口腔機能の問題で食べにくかった子どもたちが，食形態の工夫や咀嚼訓練などの成果により幸せそうに食べている姿をみることは，支援担当者の喜びにつながる。また，入園時は偏食でご飯やヨーグルト，カレーだけしか食べない子や，大きくなってもほ乳瓶でミルクを飲んでいる子，給食時立ち歩いたり，テーブルに隠れたり，固まっている子などもいる。しかし，個人に合わせた偏食対応を行って食べられるようになっていくと，自信満々にからになった皿を嬉しそうにみせてくれるようになる。さらに，いろいろな場所での食事や，仲間と一緒に食べることを楽しめるようになり，生活が楽になったと家族からも喜ばれることが多く，それは支援担当者のやりがいにもつながる。

日々くり返す必要のある支援は，とても手間がかかるが，幼児期の食習慣は子どもたちの将来の健康にも大きく影響するので，丁寧な支援が重要である。

❶ 体調不良，疾患の子どもへの対応

ふだん元気な子どもたちも，急に体調不良になることがある。子どもの変化に早く気づき，対応することが大切である。先天的に疾患をもった子どもたちは，医師から食事や生活のなかで気をつけることを指示されている場合も多い。疾患の種類と，基本的な対処法を知っておくことが必要である。

A. 体調不良のときの留意点

1）脱水

小児は，発汗機能が未発達であり，体温の変動が大きい。体内に占める水分だけでなく，体に出入りする1日当たりの水分（水分出納）も大人をはるかに上回る。また，腎臓で尿を濃縮する能力が大人の半分程度のため，ほ乳量の減少や，下痢や嘔吐などで水分を欠乏しやすい。

脱水が軽度の場合は，口から水分を少量ずつ頻回に与えて対処する。体の水分欠乏に加え電解質の濃度などにも異常をきたすので，電解質を含み，浸透圧が体液に近く下痢を誘発しにくいソリタ，乳児用イオン飲料，経口補水液を使用することが望ましい（表1）。口から水分を摂取できない重度の場合は，点滴などを行う必要がある。

小児はのどの渇きを訴えにくいので，周囲の大人の管理が必要である。外で運動し

表1 ● 経口補水液および水分補給に用いる飲み物の成分組成と特徴

	Na (mEq/L)	K (mEq/L)	Cl (mEq/L)	糖質 (%)	浸透圧*1 (mOsm/kg・H₂O)	特徴
ソリタ-T配合顆粒2号	60	20	50	3.2	205	下痢で失われた電解質バランスに調整してある製剤
ソリタ-T配合顆粒3号	35	20	50	3.3	167	
経口補水液（OS-1）	50	20	50	2.5	270	スポーツドリンクよりも電解質の量が多いが糖質が少ない
乳児用イオン飲料	25〜32	20	20〜25	4〜5	285〜290	体液と等張（とうちょう）で吸収しやすい
スポーツドリンク*2	5〜23	1〜5	5〜18	6〜10.5	300〜700	高浸透圧で下痢を誘発しやすいものもあるので注意
果汁（100％天然）	0〜2	12〜46	0〜1	9〜14	549〜898	高浸透圧で下痢を誘発しやすいものもあるので注意
野菜スープ	37〜55	7〜31	57	0	調理法・食塩添加量で異なる	食塩の適量添加で電解質の調整可能
白湯（さゆ）・麦茶	ほとんど0	ほとんど0	ほとんど0	0	ほとんど0	電解質をほとんど含まないが利用しやすい

＊1 浸透圧は，半透膜を通して，濃度の低い溶液から高い溶液へ溶媒が移動するようにはたらく圧力で，ミネラルや糖質の分量が多くなると浸透圧は高まる。食物中の浸透圧が高いと低下させるために腸管壁から水分が引き出され，便の水分含量が多くなり，浸透圧性下痢が起きることがある。体液と等張（同濃度）のものは，下痢を起こさない。

＊2 スポーツドリンクを乳幼児に与える場合には約2倍に薄めると浸透圧が下がり，下痢しにくくなる。

（「子育て・子育ちを支援する 子どもの食と栄養」（堤ちはる，土井正子／編著），萌文書林，2020¹⁾より引用；経口補水液（OS-1）は著者追記）

たり，気温や湿度が高かったりする場合は，こまめに，計画的に水分補給を心がける。

2）発熱

　小児は新陳代謝がさかんなため，正常体温が成人に比べ高いことが多い。小児では，37.5〜38.0度は微熱，38.0度以上を発熱という。

　発熱時には，脱水や熱性けいれんに気をつける。本人の嗜好（しこう）に合ったプリン，ヨーグルト，茶わんむし，アイスクリーム，ゼリーなど口当たりのよいものを摂取し，水分は十分にとる。

3）下痢

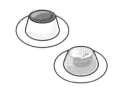

●水分補給→前ページ「1）脱水」参照。

　病状に合わせ，断食（だんじき）するか，消化のよい糖質主体のものを摂取する。体の水分を失い脱水になりやすいので，ゆっくり水分を与える●。

　果汁や乳製品などは体液よりも浸透圧が高いため，下痢を悪化させてしまうので，下痢が治まるまでは控える。下痢が治まってきたら，消化のよい糖質が主体のおかゆやうどんなどを少しずつ食べさせ，ようすをみながら，ポタージュ，豆腐，白身魚などや，整腸作用のあるりんご，にんじんなども与える。

　嘔吐を伴う場合は，病院で点滴を行うなど，脱水にならないように対処が必要である。

4）便秘

　便秘は，排便が2〜3日以上ない状態や，毎日排便があってもウサギのふんのようなコロコロの便や，鉛筆のような細い便が出る場合をいう。食事の状態や水分

摂取量のほか，腹圧がうまく入らない，生活リズムが整っていない，便意をがまんするなどいろいろなものが影響する。水分量のチェック，便をやわらかくしやすいマルツエキス，果汁，ヨーグルトなどの摂取，野菜，きのこ，海藻などの繊維質の多い食事の推奨に加え，運動やマッサージなどを行ったり，生活リズムを整え，排便時間が習慣化したりするように支援する。

5）口内炎

　口内炎は，口腔カンジダ症のように口の中にのみ生じる場合と，多形滲出性紅斑や水痘（みずぼうそう）のような全身疾患の部分症の場合がある。手足口病やヘルパンギーナは口内炎の主要な原因の一つである。

　口内炎が長期になる場合は，栄養摂取量に対する注意も必要である。口腔内を清潔にし，痛みを増悪させないよう，刺激物や調味料や香辛料，熱いもの，冷たいものなどは控える。咀嚼の必要ないスープやおかゆ，魚のあんかけなどのほうが摂取しやすい。

B.疾患への対応

1）先天性代謝異常症

　先天性代謝異常症は，消化・吸収に必要な酵素などの分泌が欠損しているため，栄養素をとりこむことができない状態にある。

● ガラクトース血症

　ラクトース（乳糖）を除去したミルクなどを使用し，乳製品やラクトースの多い食品の制限が必要である。

● フェニルケトン尿症

　フェニルアラニンを制限した食事療法を行う。たんぱく質源が不足しやすいので，フェニルアラニン以外のアミノ酸が含まれるミルクなどを使用する。

● ウィルソン病

　銅を多く含むレバー，甲殻類，チョコレートなどの食品の摂取が制限される。

● 糖原病

　低たんぱく質，低脂肪を心がけ，でんぷん，グルコースを適量摂取し，低血糖などに気をつける。

● その他

　尿素サイクル異常症，メープルシロップ尿症，ホモシスチン尿症，有機酸代謝異常症，チロシン血症などがあげられるが，治療用の特殊な組成をもった特殊ミルクなども開発され，利用されている。

●先天性代謝異常症→
診断基準が日本先天代謝異常学会ホームページの「診療指針」に掲載されている（http://jsimd.net/gicg.html）。

●特殊ミルク→
先天性代謝異常症治療用ミルク関係事業（http://www.boshiaiikukai.jp/milk.html）

2）肥満

●肥満度に基づく判定→
巻末付録❹

肥満※は，過食や運動不足により皮下脂肪が蓄積した状態である。家庭の食の摂取記録を参考に，摂取量や種類を相談し，定期的な体重測定による体重管理が必要である。成人と違い，身長増加があるため，体重増加率を抑えることにより肥満度を改善できる。

3）やせ

やせは，身長の伸びは正常ないしやや不良で，体重増加が不良である状態を示す。食糧構成のバランスを考えながら，本人の嗜好も考慮して，摂取量が増えるように工夫する。量を多く摂取できない場合は，少量で高栄養な栄養補助食品の使用が適する場合もある。

4）糖尿病

★1　糖尿病
小児に多い1型糖尿病と，成人が発症しやすい2型糖尿病がある。

★2　インスリン療法
インスリンを注射などで投与し，体内の不足分を補う治療法。

糖尿病とは，膵臓から分泌されるインスリンが不足することによって，糖質，たんぱく質，脂肪の代謝に異常をきたし，慢性の高血糖状態が続く疾患である★1。年齢相当の標準エネルギー量を目安に，成長の状態をみながら摂取量を調節する。インスリン療法★2 を行いながら，血糖値が急激に日内変動しないように抑える。運動量が多いときなどは，補食をとるなど低血糖に注意する。

2 障害のある子どもへの対応

障害がある子どもたちは，特性，発育，発達が個々に違い，健常児と同じ支援では健康を維持増進することが難しいこともある。地域や家庭でその人らしく，明るく楽しい生活を営むためには，食生活を豊かにするとともに，適切なエネルギーや栄養素をとれるように，個々の特性を理解し，それに合わせた丁寧な支援をすることが重要である。

A. 障害の種類，特徴

1）障害種別と身体的特徴

障害の種類を分けると，運動機能障害，精神遅滞，発達障害，視覚障害，聴覚障害などに区分される。同年代と比べて低身長，低体重の子も多く，骨格や筋肉量，活動量など個人差が大きいので，身長と体重のバランスなど成長をみながら，体調も含めた栄養管理が必要である。

2）運動機能障害

運動機能障害には，脳の疾患である脳性麻痺や，脊髄の疾患である二分脊椎，神経筋疾患などさまざまな障害がある。

● 脳性麻痺

　原因として，早産と出生前因子の占める割合が増えてきている。脳性麻痺でも多様な症状がみられ，筋緊張の異常の分類としては，痙直型とアテトーゼ型が多く，混合型も多い。上肢，下肢，体幹の機能に障害があり，日常生活活動は個人差があるため，摂取と消費や成長の把握を行ったうえで必要なエネルギー量と栄養素を考える必要がある。

　口腔機能に問題がある場合は，食形態，または口腔機能の発達を促す支援を行う。自食が難しい場合は，自助具や介助の工夫も必要である。腹筋の発育不足，食事摂取量・食物繊維・水分不足から便秘になりやすい。食べる時間が長時間になる場合は，栄養補助食品などを利用する。

● 二分脊椎

　脊椎の一部分が背中側の中央で分かれたままとなり，脊髄が傷害される状態をいう。障害の部位より下肢の運動や感覚の麻痺が起こる。痛みや熱を感じにくいので，ケガややけどに気をつける。排尿，導尿★3，排便コントロールなどの訓練が必要なことが多い。

● 神経筋疾患：進行性筋ジストロフィー

　進行性で，手足を動かす筋肉が徐々に壊れ動かせなくなる疾患。歩行障害から生じる運動量の低下による肥満や，逆に摂食筋の障害による誤嚥や食事量の減少に注意が必要である。進行によっては経管栄養★4が必要となる。

3）精神遅滞（知的障害）

● 染色体異常（ダウン症）

　個人差があるが，内臓の形態異常がみられるほか，精神運動発達，口腔機能が遅れやすい。適切な咀嚼・嚥下方法の習得が学習できるような支援を行う。丸のみなど誤学習をしやすいので，口腔機能にあった支援が必要である。

　筋緊張が低下しており，必要エネルギー量が低く，学童期以降は生活習慣病を生じやすい。

● 先天奇形症候群

　生まれつきいくつかの形態異常が認められるものをいう。軟骨無形成症，ソトス症候群，ミラー・ディーカー症候群などがある。疾患の予後を考慮し，個人差もあるので個人に合った食事の支援が必要である。

4）発達障害

　発達障害には，自閉症スペクトラム障害，学習障害（LD），注意欠如・多動性障害（ADHD）などが含まれる。食物嗜好の制限，食感に対する過敏性，口腔機

★3　導尿
カテーテル（やわらかい医療用の管）を尿道の中に入れて，人工的に排尿させること。

★4　経管栄養
鼻や口から胃まで挿入された管，あるいは腹部に開けた穴から胃までつないだ管を通して栄養剤を送る方法。

能問題，むらぐい，異食などの摂食障害が多く認められる。食生活全般を把握し，特性や偏食の原因を理解しながら安心できる環境をつくり，家庭と連携しながら少しずつ改善に向けて変化させる支援が必要である。

5）視覚障害

先天的または幼少時より視覚経験がないため，料理前の食品をさわったりかいだり，料理作りに参加したりするほか，料理名や食品を認識できる支援が必要である。料理の種類や位置がわかりやすくなるような配膳や，食品と食器の色のコントラストがはっきりするような盛り付けなどの工夫が必要である。食事マナーなどの模倣が難しいため，毎回の食事の機会のなかで支援していくことが求められる。身体活動の低下からエネルギー消費量が少ないこともある。

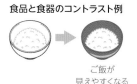

食品と食器のコントラスト例

ご飯が
見えやすくなる

6）聴覚障害

咀嚼からの刺激が得られないことが食欲に影響することもある。言葉による食品などの理解が難しく，視覚などを利用した支援が必要である。コミュニケーションが受け身になりやすいので，主体的になるような支援を行う。

B. 食事摂取基準の考え方，食事形態

1）食事摂取基準の考え方

日本人の食事摂取基準には現在のところ，障害のある子どもの栄養量についてのデータが示されていない。障害のある子どもの栄養相談をするなかで，食事記録から食事摂取量を計算すると，一般の年齢に対するエネルギー量よりも7～8割と低いことが多い。

特に運動機能障害のある子どもは，生まれながらの骨格や筋肉量，運動量が違うため，年齢に対する一般的な栄養量に合わないことが多く，個人差が大きい。そのなかでも筋肉量が少ない筋緊張の低い子どもは，必要なエネルギー量が少なく，周りと同じ量を食べていると肥満になることもあるので注意する。反対に筋緊張の高い子どもは，必要エネルギー量が多いため，身長の伸びに対して体重の増加が間に合わないことがある。そこで，高栄養なものを付加するなどして十分に摂取できるように配慮する。

成長の遅れ，筋肉量が少ないなど個人差が大きいので，成長曲線を作成し，カウプ指数 で体重管理を行うと成長しても判断しやすい。

●カウプ指数→
巻末付録❷

健常児のカウプ指数の標準は14.5～18だが，活動のしやすさ，感染への強さや，体調が良好に保ちやすいかなどを考慮しながら管理するのが望ましい。経験上，16.5以上だと偏食が直りにくく，肥満になりやすい。肢体不自由児において

は，12以下になると感染に弱く体調維持が難しい印象がある。

障害のある子どもの多くは推定エネルギー必要量★5 が低く，またデータが不十分なことより，広島市西部こども療育センターでは身体活動レベルを調整するなどで対応している。さらに重症心身障害児のエネルギー必要量は，食事摂取基準の数値とかなり違うことも多いので，表2，表3などの湯川らの算出方法も参考となる。

★5　子どもの推定エネルギー必要量
推定エネルギー必要量（kcal/日）＝基礎代謝量（kcal/日）×身体活動レベル＋エネルギー蓄積量（kcal/日）

表2 ● エネルギー所要量，体表面積の算出

1日エネルギー所要量の算出式

$$A = B + B \cdot \underline{x} + A/10 \rightarrow A = \frac{10}{9} \cdot B \cdot (1+x)$$

A：1日エネルギー所要量（kcal/日）
B：1日基礎代謝量（kcal/日）
　（表3より算定した基礎代謝量の85％）
x：生活活動指数
　歩行可能群　　　0.18
　いざり移動群　　0.13
　ベッド座位群　　0.08
　寝たきり群　　　0.05
　（体重増加指数G：2〜14歳0.02，15〜19歳0.01を上値に付加する）
A/10：食物摂取によるエネルギー代謝の増加量（特異動的作用）

体表面積の算出式

1〜5歳　　A＝W^0.423×H^0.362×381.89÷10000
6歳以上　　A＝W^0.444×H^0.663×88.83÷10000
　A：体表面積（m²）　W：体重（kg）　H：身長（cm）

Aの算出例　男子　17歳，132 cm　25 kg　寝たきり
体表面積：$25^{0.444} \times 132^{0.663} \times 88.83 \div 10000 = 0.944$（m²）
B：40.3（kcal/m²/時）×0.944（m²）×24（時）×0.85＝776（kcal）
x：0.05＋0.01＝0.06
A：10÷9×776（kcal）×（1＋0.06）＝914（kcal/日）
（「小児食事療法マニュアル」（小林昭夫，早川 浩／編），金原出版，1994[2]）より引用）

表3 ● 体表面積当たり基礎代謝基準値（kcal/m²/時）

年齢（歳）	男	女	年齢（歳）	男	女	年齢（歳）	男	女
0〜（月）			8〜	49.3	46.2	17〜	40.3	36.0
0 2〜（月）	48.7	48.4	9〜	47.5	44.8	18〜	39.6	35.6
3〜（月）			10〜	46.2	44.1	19〜	38.8	35.1
1〜	53.6	52.6	11〜	45.3	43.1	20〜	37.5	34.3
2〜	56.2	55.1	12〜	44.5	42.2	30〜	36.5	33.2
3〜	57.2	55.6	13〜	43.5	41.2	40〜	35.6	32.5
4〜	56.5	54.0	14〜	42.6	39.8	50〜	34.8	32.0
5〜	55.1	51.6	15〜	41.7	38.1	60〜	33.7	31.5
6〜	52.9	49.5	16〜	41.0	36.9	70〜	32.3	31.0
7〜	51.1	47.6						

（「小児食事療法マニュアル」（小林昭夫，早川 浩／編），金原出版，1994[2]）より引用）

2）食形態

発達支援を要する子どもは，偏食や拒食があったり，食べることができても早食いや丸のみになってしまっていることもある。運動機能や認知機能の制限のため，摂食機能の獲得に時間を要するためと思われる。離乳食を進める際は月齢で判断する★6 のではなく，口腔機能の発達の状態を確認し，状態に合わせた食形態と摂食時の支援を行う。

★6　月齢で判断する
月齢で判断して進めると，口腔機能の問題と気づかずに悪化してしまう場合がある。

●口の動きが離乳食初期状態の場合

　口の動きが，舌が前後に動き，口唇を閉じてゴックンと飲み込む離乳食初期の状態の場合，液状のものや食品を裏ごししたような粒のない均一なペースト品を食べさせる。しかし，口腔機能に問題のある子どもにとっては，食品のとろみが強い，ざらつきがあるなどで飲み込みが難しく，離乳食が進まない，もしくは嫌がるようになることがある。このような場合は，水分を多くし液状に近いゆるいペースト状から進めてみる。なお，液状ではむせたり，まとまりがなく難しい場合は，とろみ剤を利用するほうが付着が少なく食べやすいことが多い。すり鉢ですりつぶしたものやうらごし程度は食べにくく，ミル★7でなめらかに作るほうが食べやすい。

　味に敏感で嫌がったり，不安を感じる場合やミルク以外の味に慣れない場合は，好みの味に近いものからはじめたり，同じ味をくり返したり，味を薄めたものからはじめるなど工夫する。

●口の動きが離乳食中期状態の場合

　舌でつぶせる硬さの形状を，舌でもごもごして上あごに押しあててつぶして食べる口の動きがみられる。このような動きがみられてきたら，根菜などをやわらかく煮たものや少し粒のあるようなペーストを食べるようになる。この時期，舌の動きが不十分なため，粒やマッシュ状のものを舌で送り込む力が弱かったり，舌でつぶしきれず丸のみになったり，偏食や拒食になる場合がある。圧力鍋を使用して舌でつぶれる形状にしたり，やわらかくしたものを刻んで増粘剤や片栗粉で粒をまとめたり，ミルでペースト状にしたものをゲル化剤★8でムース状にしたりすると食事が進むことが多い。

●口の動きが離乳食後期状態の場合

　舌が左右に動いて，食べ物を歯のほうに動かし，咀嚼の動きがみられるようになってきたら，歯ぐきでかめる硬さの離乳食を食べるようになる。

　咀嚼は行うが，咀嚼力が弱い，すりつぶしの動きをした咀嚼ができない場合，菓子などはかめるが，野菜などが苦手なことも多い。このような場合は，食品をガーゼに入れて咀嚼など行う。いつまでも舌が左右に動かない場合は，ガーゼに食品を入れてかみながら左右に動かしたり，介助者が危なくない食品★9をはしや手で歯の上にのせながら食べるなど，咀嚼の動きの出る方法を行っていく。それが難しい場合は，カリカリとかみやすい赤ちゃんせんべいやボーロ，ポテトチップスといった揚げ物などで咀嚼練習などを行うとよい場合もある。

★7　ミル
乾燥食品を粉末状にするキッチン家電のこと。ミキサーなどよりも歯の回転数が高速で，容器も小さく，できあがりのきめが細かい。

★8　ゲル化剤
液状のものをゼリー状に固めるもの。

★9　危なくない食品
咀嚼できない子どもが舌でつぶせるような硬さの食品。ムース状のものや，圧力鍋で煮たにんじん，だいこん，かぼちゃ等の根菜類など。

3）偏食

　自閉症スペクトラム障害児など，感覚の偏り・イマジネーション（想像力）の障害がある場合，拒食や偏食になることが多い。

　偏食があると，食べられるものが限られ，食事の時間が苦痛になったり，肥満や将来的には生活習慣病につながったりする場合もある。偏食の改善については，子どもの感覚・発達・食行動・家庭での食事状況などの分析を行い，それぞれの子どもの状況に合わせた丁寧な対応をすることで改善がみられることが多い。

● イマジネーションの障害による偏食

　私たちは，通常，何の食品でどんな味かなどを想像して食べているが，イマジネーションの障害により，料理によって食品の切り方や色や味が変わることで食べられなくなってしまう場合がある。

● 感覚過敏による偏食

　感覚がとても敏感で，生活に不便が生じることを感覚過敏という。

　聴覚過敏は特定の音が苦手だったり，音の聞き分けがしにくかったりする場合があり，イヤーマフ★10を利用したり，早めに食事の部屋に入るなどの配慮をしたりするとよい場合がある。

★10　イヤーマフ
ヘッドフォンのような防音保護具。

　触覚過敏は，苦手な触感がある場合，まず好みのものになるよう調理を工夫し，食べられるようになったら少しずつ変化を加えて慣らし，みんなと同じものを食べられるようにするとよい。

　視覚過敏は食事に集中できるよう，余分なものは見えない工夫をする。

　嗅覚過敏で特定のにおいが苦手な場合は，少しにおうような料理から慣らし，少しずつにおいの強いものに変えていく。

　味覚過敏は味を強く感じてしまうことがあるので，薄める，好みの味に変えるなどして慣れてから，少しずつ味を変化させていく。

● 感覚鈍麻による偏食

　感覚が鈍麻なときは，刺激を感じにくく，味が濃い，甘い，温かい，冷たいなど，強い刺激を求める。食生活全般の刺激をすこしずつ減らしていくと，改善しやすい。

4）偏食に対するその他の支援

● 偏食の支援のグループ分け

　前述した対応以外に，子どもの状況に合わせて表4の3つのグループに分けて支援すると，偏食が改善されることが多い。

表4 ● 自閉症スペクトラム障害児のグループ分けと対応と特徴

	子どもの摂食状況	対応	特徴
グループ1： 感覚で遊ぶ	揚げ物やスナック菓子を好む。 さわって食べるものを決めることが多い。 温度，味の濃さなど刺激の強いものを好む。 視線が合わないことが多い。	給食の食材を揚げるなど食べられるものを提供し，好みの食感・触感・味・温度・色・においに変える。 感覚に合わせて少しずつ普通食に近づくように変化させながら食べ過ぎるものを減らす。	• 知的障害が重度 • 感覚的遊びの段階 • 口腔内過敏が強い
グループ2： 形態で判断	せん切り，粒々など好みの形状で選ぶことが多い。 好みの味付けがある。 少しずつ食べる傾向あり。	せん切りにするなど，切り方やこだわりを活かした好みの形態にする。 好みの味付けや調味料をかけることで食事が進むことが多い。 同時に食べ過ぎるものを減らす。	• 知的障害が中度 • こだわりが強い傾向
グループ3： 慣れたものを食べる	食べた記憶のある食材，料理のみを食べる（調理法で色や形の変化しにくいものを好む。パッケージで決めることが多い）。	家で食べるものを復元する。 食材をわかりやすくする。 好きなものとひきかえに食べられるものを増やす*1。 同時に食べ過ぎるものを減らす。	• K式発達検査において認知適応が2歳を超えたものが多い • 視覚優位で予測のつきにくさがある

＊1　具体的には，まず好きなものをよけておき，苦手なものが食べられたら好きなものを与えることで，食べられるものを増やしていく。
＊環境に影響を受けるグループは好みの環境に合わせながら通常の環境に少しずつ慣らしていく。
(藤井葉子, 山根希代子：自閉症における偏食，食行動異常を含む食事の問題への対応. 小児の精神と神経, 55：143-151, 2015[3]より引用)

● 水分のとり方の支援

水分がジュースやミルクでないととれない場合は，味がついていないお茶を嫌がり摂取量が増えず，便秘などになりやすい。十分な量をとれる好みの味や濃さからはじめ，一日を通して統一した濃さでとり，違和感なくとれるようになったらさらに少しずつ薄めていく。水に近くなるとお茶もとれるようになることが多い。

● 食材をわかりやすくし，覚えられるような支援

食材が混ざった料理はわかりにくく，不安のため食べられないことが多い。食材ごとに分けたり，食材を絵や写真カード（図1）で教えたりすることで，安心して食べる場合もある。

● 手で食べてしまう場合の支援

手の感覚で食べられるか判断する，食品を選り分けやすい，などの理由で手で食べてしまうことも多い。食具操作の練習は，本人が好きな食品で行うほうがよい。

● 果物が食べられるようになる支援

パック入りジュースやミキサーで作ったものなどは，果物そのものと結びつきにくい。目の前で果物を絞り果汁を少し口につけると，味がわかるので徐々に量が増え食べられるようになることが多い。

● ほめられるのが嬉しいと感じるような発達段階になってきたら

苦手なことをがんばり乗り越えられたという経験も有用である。食材のはたらきがわかるような絵（図2）や，がんばれたらシールや花丸などをつける表（図

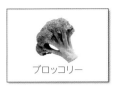
ブロッコリー

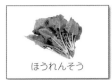
ほうれんそう

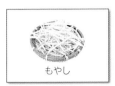
もやし

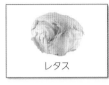
レタス

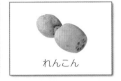
れんこん

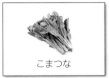
こまつな

図1●食材カード
何が入っているか不安な子への食材の提示に用いる。

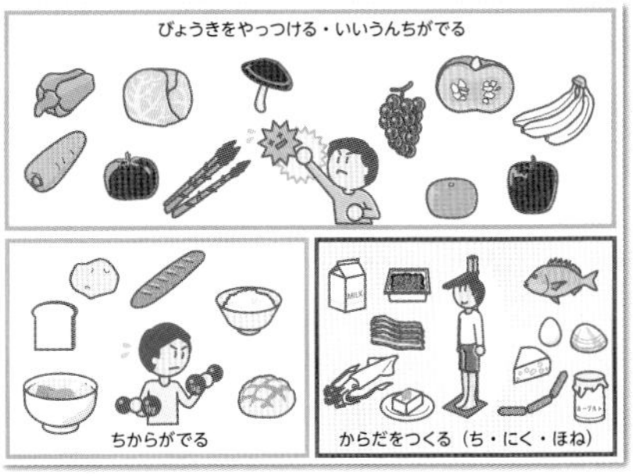

図2●食育マット

びょうきをやっつける・いいうんちがでる

ちからがでる　　からだをつくる（ち・にく・ほね）

食べ物には種類によって入っている栄養が違うことを伝える。

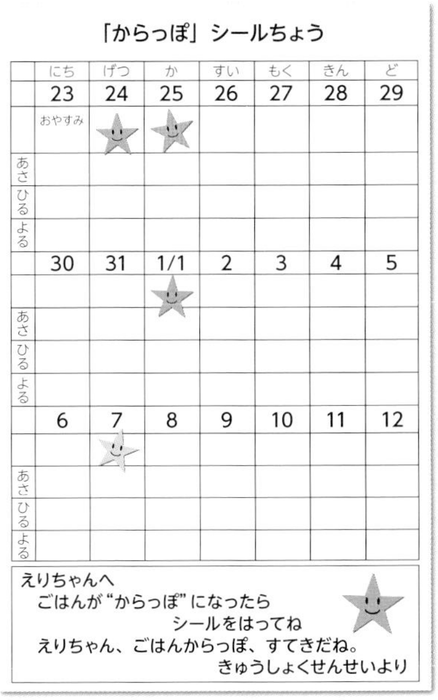

「からっぽ」シールちょう

	にち	げつ	か	すい	もく	きん	ど
	23	24	25	26	27	28	29
	おやすみ	☆	☆				
あさ							
ひる							
よる							
	30	31	1/1	2	3	4	5
			☆				
あさ							
ひる							
よる							
	6	7	8	9	10	11	12
		☆					
あさ							
ひる							
よる							

えりちゃんへ
　ごはんが"からっぽ"になったら
　　　　　シールをはってね
　えりちゃん、ごはんからっぽ、すてきだね。
　　　　　　　きゅうしょくせんせいより

1. カレー　○
2. ヨーグルト
3. にんじん
4. だいこん
5. かみかみ

図3●空っぽシール表
食べ切れたことをシールや花丸やポイントで評価されると意欲がわく場合に利用。

図4●がんばったものリスト
数字が好きな子に有効である。

3) の活用や，数字が好きな子どもには，がんばったものを①カレー，②ヨーグルトなどのように書くこともよい（図4）。これらを利用することで，場所が変わっても継続して食べられる場合も多い。

● 食行動に問題がある場合

　他の人のものを食べてしまう場合は，家庭でも親の食事をあげてしまうなど，自分と他の人のものを区別しにくいことも多い。トレイやランチョンマットをしくなど自分のものがわかりやすくする工夫や，他の人のものを食べてはいけないことを伝えることが必要である。

　離席がある場合は，食事を計画的に少しずつ短くするほか，食事を片づけてし

まうなど適切な行動をわかりやすく示すことも必要である。また空腹でない，食べられるものがないという場合もあるので，食べられる環境を整えることも必要である。

● その他の支援

畑で食材を作ったり，簡単な調理を行ったりすることは，調理による形態の変化を知り，食材に親しむきっかけになる。お手伝い，当番は，苦手作業に慣れるほか，ほめられる機会にもなり自信をつける経験にもなる。

C. 食事介助，食具，いす

1) 食事介助

食事介助の基本は，子どもが自ら食べることを大切にし，状況をみながら必要な支援を行うことである。何を行うか，何を食べるかなどを見せ，わかりやすいように支援を行う。口腔機能，食べる速度やタイミングなどを観察しながら，口に入れる位置や量に配慮する。時間をみて，姿勢の崩れ，疲れを確認し，食事時間が長引いて摂取不足になる場合は，高栄養のものを利用するなど配慮する。

2) 食具

★11 自助具
障害などによる身体機能低下を原因とする動作の困難を補うための道具。

障害のある子どもにとっても，食べたいものを自分のペースで自分で食べられるほうがより楽しい食事になる。しかし，自助具★11の利用の負担が多くならないように，特徴と使用方法を熟知し，個々の能力に応じた支援を行う。

口の中にとり込み処理する力が弱いときは，スプーンのボール部の幅は口の幅の2/3くらいで，浅く平らなほうが食べやすい（図5A）。スプーンをかみ込む場合は金属よりシリコン製が適しているが，食いちぎられないようにする。自食の場合，柄の太さや長さ，形状を工夫する（図5BC）。すくいにくい場合は食器の縁が立ち上がっているものを利用する（図6）。食器が滑って食べにくい場合は，滑り止めマットを利用する（図7）。カットコップは鼻に当たりにくく，口唇を観察しながら介助しやすい（図8）。

3) いす

● 食べるときの姿勢→
第6章 図2

頭が安定するようにし，まっすぐな姿勢から軽く前屈位をとる。腕はひじを軽く曲げて，体の前方に位置させ，自食を行う場合は手が使いやすいように食卓の高さを調整する。股関節を曲げておしりを安定させ，足裏が床に着くように座らせる。

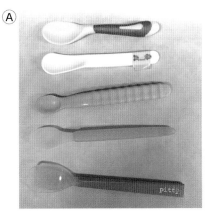
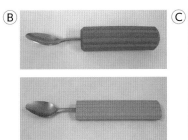
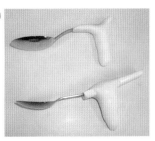

図5●食具の工夫
（A）ボール部の幅が狭く平らなもの，シリコンスプーン，（B）グリップの太さを工夫したスプーン，（C）持ちやすいようにピストル型にしたもの。

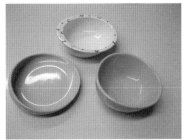
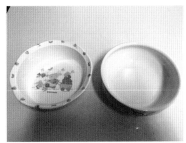

図6●縁の立ち上がった食器

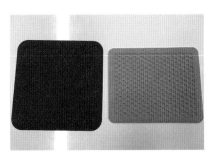
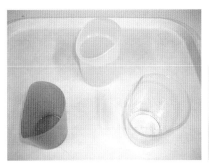

図7●滑り止めマット　　　**図8●カットコップ**

D.地域の関係機関との連携

1）障害のある子どもの家庭との連携

　偏食，肥満などの食事に関する課題は，施設だけで支援を行っても改善が難しいので，家庭との連携が必要である。

ほとんどの家庭で，食べる量が不足していると誤解していることが多く，聞き取りだけでは状態把握が不十分になりやすい。食事の記録を依頼し，現状を正確に把握したうえで提案内容を検討する。なぜ食生活を変えなければいけないのか，その理由を家族に理解してもらう必要がある。エネルギーをとりすぎている食品を，少しずつ減らして食べる量を安定させる。また，個々の障害に配慮した給食を出すことで，偏食が直っていくことを伝える。食べ方や量については，家族の気持ちを聞きながら，家族が実施しやすい方法を提案する。

● 毎食，赤・黄・緑のグループをそろえる

●三色食品群→
第2章**1**-B-1)

毎食，赤・黄・緑のグループの食品を食卓にそろえる。食べられる緑グループの食品が限られている場合は，同じものでよいので提供し，糖質に偏ることを減らす。食べなくても自分の食事と認識してもらうために，少量見せるだけでよいので家族と同じものを並べる。

● 好みの温度がある，味の濃いものを好む場合

温める場合はレンジで何秒，ふりかけなら何gか決めるなど，家庭でも施設と同じ条件にし，少しずつ刺激を減らす。食生活全般の味の濃さなどを少しずつ薄いものして，味覚や刺激の状態を改善する。

● 家庭で実施しやすいよう支援する

家庭で生活パターンを変えるのは難しい。食材カードや空っぽシール表など，家庭でも施設と同じ支援を行ってもらう。

調理が難しい保護者の場合は，通信販売，コンビニ総菜などの利用や何を買うかなどを相談する。

2) 統合保育[★12]・就学・将来を見据えた指導

★12 統合保育
健常児と障害児を一緒に保育すること。

偏食，肥満は将来的に生活習慣病につながることも懸念される。給食のエネルギーは平均的なものであり，個人差の多い障害児には，過剰になることが多い。統合保育先および就学先の偏食対応や，口腔機能に合わせた食形態の提供状況を把握したうえで，子どもの摂食状況や支援方法を伝達し，継続できる方法を相談する。体重管理，給食量の調整などについて，将来に必要な対応を継続して行われるように保護者が管理できるような支援を行う。

文献
1）「子育て・子育ちを支援する 子どもの食と栄養」（堤ちはる，土井正子／編著），萌文書林，2021
2）「小児食事療法マニュアル」（小林昭夫，早川　浩／編），金原出版，1994
3）藤井葉子，山根希代子：自閉症における偏食，食行動異常を含む食事の問題への対応. 小児の精神と神経，55：143-151，2015

演習課題

下痢と便秘のときの食事の違いを知ろう。

● 目的

①疾患によるものであれば疾患を理解し，疾患に合わせた対応を行えるようになる。

②食習慣によるものであれば家庭生活を含め状況を把握し，食習慣を改善できるような支援を行えるようになる。

● 進め方（方法）

1）疾患による下痢の場合

病状に合わせ，断食するか消化のよい糖質主体のものを摂取する。体の水分を失い脱水になりやすいので，水，お茶，イオン飲料などでゆっくり水分を与える。

2）肢体不自由児や腹筋などの発育不足などによる便秘

食事摂取量や食物繊維の量，水分量などを調べ，出やすい状態を把握し，継続できるように管理を行う。

3）疾患によらない下痢の場合

どのようなときに下痢になっているか調べ，飲みたいときに大量に一度に飲むなど原因と思われるものについて少しずつ調整を行いながらようすをみる。

4）疾患によらない便秘の場合

水分量のチェック，繊維質の多い食事の推奨に加え，運動やマッサージを行うなどして生活リズムを整え，排便時間が習慣化するように支援する。感覚の偏りや口腔機能の問題などで水分をとりにくい場合は，味や温度や形状に配慮しながら工夫を行う。

食の支援を保育現場から ⑪

障害のある子どもと食事

　まず，肢体不自由児・ダウン症・自閉症スペクトラム障害といった発達障害などのハンデキャップをもった子どもたちが，当たり前のように保育園で安心して生活できるように配慮しなければなりません。医師の指示なども頭に入れながら食事の提供も行うのですが，最近増えていると感じるのは感覚過敏の子どもたちです。特にアスペルガー障害を抱えた子どもたちは，運動や言葉の遅れがみられないケースもあり，その子どもの困り感に気づくのが遅くなることもあります。

　そんな子どもたちのなかには，床は平気でも土やしばふの上でははだしになれない，また，泥や絵の具を手でさわるのを嫌がるといった姿もみられます。こういった子どもたちは食事の場面でも食品に極端なこだわりがみられ，白いものしか食べられないなど，味やにおい，見た目といったさまざまなものに過敏性をもつ傾向があるために，いろいろな食品を受け付けてくれません。このように限られた食べ物しか口にしない子どもたちは，新奇性恐怖という新しいものに対しての強い不安をもっていて，苦しんでいるのだという視点をもってあげましょう。

　食事の場面では「最初は見るだけ」，それができたら「においをかぐだけ」，そして「指で触れていく」ように，小さなステップを踏みながらできることを増やして自信をつけていくことが大切です。食事の場面だけでなく，プラスチックやシリコン，園庭の自然物や粘土など，さまざまな素材を遊びを通して触れる機会を増やせればよいですね。

　頭に入れておきたいのは，無理は絶対禁物。子ども時代は思った以上に「みんなと一緒」を求めがちですし，その子どもは何が不快なのか，何が苦痛なのかを言葉で伝えられない弱い存在です。保育士は弱い子どもたちの代弁者として，また，個別にできることを増やしていく支援をしていきたいものです。

第12章
アレルギー疾患をもつ子どもの食と栄養

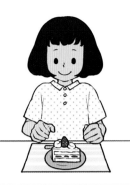

point

- ☑ 食物アレルギーの症状には，アナフィラキシーショックのようにたいへん重篤なものもあることを踏まえて，食物アレルギーの定義，疫学，症状，診断方法について理解する。

- ☑ 保育の現場で食物アレルギーの子どもに安全に給食や間食（おやつ）を提供することができるように，食品の選択や提供方法などについて具体的な考え方を理解する。

- ☑ 食物アレルギーの子どもが誤食をした際の緊急時対応について理解する。

保育所での食物アレルギー対応

食物アレルギー児

- 適切な診断を受ける
- 診断書（生活管理指導表）を提出する
- 面談で具体的な対応方法，緊急時対応について確認する
- 給食の献立，間食（おやつ）の内容確認をする
- 弁当，間食（おやつ）を持参する（必要に応じて）

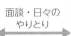
面談・日々のやりとり

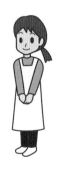
保育士

- 「保育所におけるアレルギー対応ガイドライン」に基づいた対応をする
- 施設の食物アレルギーの対応方針を保護者に伝える
- 適切な診療に結びつけることができる
- 施設長，栄養士，調理員などと連携できる
- 給食，間食（おやつ）の安全な提供ができる
- 緊急時対応ができる

面談など

連携

施設長，栄養士，調理員など

保育所に通う子どもの10～20人に1人が食物アレルギーをもっているとの報告があるが[1]，保育所での食物アレルギーの誤食事故（例えば牛乳アレルギーの子どもが牛乳を含む食品を誤って食べてしまうなどの事故）の原因を知ることは重要である。

2016（平成28）年に全国の保育所を対象として行われた調査「保育所入所児童のアレルギー疾患罹患状況と保育所におけるアレルギー対策に関する実態調査」の結果によると，保育所での食物アレルギーをもつ子どもの誤食事故の原因は，「間違えて配膳してしまった」が最も多かった[2]。続いて，「他の園児・児童に配膳された食物を食べてしまった」，「原材料の見落とし」であった。これは，誤食事故は，調理工程でのアレルゲン混入を原因とするものより，配膳時や喫食時に何らかの問題が発生している場合が多いことを示す。

●アレルゲン→
第3章 ★7

このことからもわかるように，食物アレルギーをもつ子どもにかかわる場合は，"詳しい献立や原材料については栄養士や調理員に任せておけばよい"というわけにはいかない。保育士自らが積極的に献立や原材料を把握し，目の前の子どもが食べているものに何が含まれているのかを常に意識していなければならない。自らが誤食事故の原因をつくってしまうことのないように学習する必要がある。

1 食物アレルギーの基礎知識

A. 食物アレルギーとは

食物アレルギーは，食物を摂取した際，食物に含まれる原因物質（アレルゲン）を異物と認識し，身体が過敏な反応を起こすものである。例えば鮮度が落ちたためヒスタミンを多く含むさばが原因となるヒスタミン不耐症，牛乳のラクトース（乳糖）が原因となる乳糖不耐症などの食物不耐症は食物アレルギーには含まれない[1]。

1) 症状

食物アレルギーの症状は，じんましんなどの皮膚症状，口の中の違和感や鼻水などの粘膜症状，せきなどの呼吸器症状，腹痛や嘔吐などの消化器症状，失禁などの神経症状，血圧低下などの循環器症状がある。重症化するとアナフィラキシー[★1]を引き起こすこともある[1]。

★1 アナフィラキシー
複数の臓器にアレルギー症状が起こる状態。生命に危機が及ぶこともある。

2) 原因食物

食物アレルギーの原因となる食物は，鶏卵，牛乳，小麦が多いが，他に，ピーナッツ，バナナやキウイフルーツなどの果物類，いくらなどの魚卵，えびやかになどの甲殻類，くるみやカシューナッツなどのナッツ類，そば，魚類，などが報

告されている。肉類や米のアレルギーはまれである[1]。

3）診断

　食物アレルギーは，①問診または食物経口負荷試験[★2]により"特定の食物摂取によりアレルギー症状が誘発されること"，②特異的IgE抗体検査（いわゆる血液検査）結果または皮膚試験結果が陽性となり，"特定の食物に感作されていること"，この①②の2つで診断される[1]。どちらか一方だけ，例えば血液検査の結果が陽性となっただけでは食物アレルギーとは診断されない。

　しかし，実際には，血液検査の結果のみから除去食物を指示されているような食物アレルギー児に気づくことがあるかもしれない。そのような場合には，保育士自身が食物アレルギーの適切な診断について理解したうえで，子どもたちを適切な医療につなげていただきたい。

　乳幼児期に発症する鶏卵，牛乳，小麦，大豆アレルギーの多くは，年齢が上がるにつれて治っていく[1]。したがって，保育所に通っている間にも，食物アレルギー児の多くは食物経口負荷試験を定期的に受けて，治っているか，医師の診断を受ける。

B.食物除去の考え方

1）必要最小限の食物除去

　食物アレルギー児は，前述のように適切な診断を受けて，医師の指示する食物を除去して生活を送る。本来は食べられる（食べて症状が出ない）のに，血液検査の結果などから"念のため"に食物を除去するようなことは避けなければならない。

●鶏卵アレルギー

　鶏卵アレルギーの場合に除去するもの，除去する必要のないものを表1に示す。鶏卵は，加工食品に広く利用されている。鶏卵は，加熱をするほどアレルゲン性[★3]が弱くなる。例えば，180℃くらいで焼いたクッキーに含まれる鶏卵のアレルゲン性は弱いが，80℃くらいで調理されたプリンや茶わん蒸しのアレルゲン性はかなり強く，生卵を利用して作られるマヨネーズなどもアレルゲン性が強い。したがって，クッキーなどは症状なく摂取できる場合でも，プリンやマヨネーズを摂取すると症状が出るケースがある。

●牛乳アレルギー

　牛乳アレルギーの場合に除去するもの，除去する必要のないものを表1に示す。コンソメのもとやゼリーなど，牛乳が入っているとは想像しにくいようなものにも牛乳が利用されていることがある。牛乳は鶏卵のように加熱によるアレルゲン

★2　食物経口負荷試験
専門の医師のもとで，原因と疑われる食物を患者が実際に食べてみて，症状の有無を確認する試験である。

★3　アレルゲン性
アレルギー症状を引き起こす強さ。

表1 ● 食物アレルギーがある場合に除去するもの・除去する必要のないもの

	除去するもの	基本的に除去する必要のないもの
鶏卵アレルギー	鶏卵，うずら卵，鶏卵を含む加工食品 マヨネーズ，練り製品（かまぼこ，はんぺんなど），肉類加工品（ハム，ウインナーなど），鶏卵を使用している天ぷらやフライ，調理パン，菓子パン，鶏卵をつなぎに利用しているハンバーグや肉団子，洋菓子類（クッキー，ケーキ，アイスクリームなど）等	• 鶏肉，魚卵 • 卵殻カルシウム
牛乳アレルギー	牛乳，牛乳を含む加工食品 ヨーグルト，チーズ，バター，生クリーム，全粉乳，脱脂粉乳，一般の調製粉乳，れん乳，乳酸菌飲料，はっ酵乳，アイスクリーム，パン，カレーやシチューのルウ，肉類加工品（ハム，ウインナーなど），洋菓子類（チョコレートなど），調味料の一部 等	• 牛肉 • 乳酸菌，乳酸カルシウム，乳酸ナトリウム，乳化剤（一部を除く），カカオバター，ココナッツミルク
小麦アレルギー	小麦粉（薄力粉，中力粉，強力粉，デュラムセモリナ粉），小麦を含む加工食品* パン，うどん，マカロニ，スパゲティ，中華めん，麩（ふ），ぎょうざや春巻の皮，お好み焼き，たこ焼き，天ぷら，とんかつなどの揚げ物，フライ，シチューやカレーのルウ，洋菓子類（ケーキなど），和菓子（まんじゅうなど）	• しょうゆ，穀物酢 麦芽糖，麦芽（一部を除く）

* 大麦の摂取可否は主治医の指示に従う。
（「厚生労働科学研究班による食物アレルギーの栄養食事指導の手引き2017」（海老澤元宏/研究代表）[1]を参考に著者作成）

表2 ● 牛乳アレルギー児が利用できるミルク

		加水分解乳				アミノ酸乳	大豆乳
		明治ミルフィーHP（明治）	MA-mi（森永乳業）	ビーンスタークペプディエット（雪印ビーンスターク）	ニューMA-1（森永乳業）	明治エレメンタルフォーミュラ（明治）	ボンラクトi（アサヒグループ食品）
最大分子量		3,500以下	2,000以下	1,500以下	1,000以下	－	－
乳たんぱく	カゼイン分解物	－	+	+	+	－	－
	乳清分解物	+	+	－	－		
その他の主な組成	乳糖	－	+	－	－	－	－
	大豆成分	－	－	大豆レシチン	－	－	+
	ビタミンK	+	+	+	+	+	+
	銅・亜鉛	+	+	+	+	+	+
	ビオチン						
	カルニチン	+	+	±（添加はないが微量含む）	+	+	+
	セレン	－	－	－	－	－	+
カルシウム（mg）調整100 mLあたり		54（14.5％調乳）	56（14％調乳）	56（14％調乳）	60（15％調乳）	65（17％調乳）	53（14％調乳）

（「厚生労働科学研究班による食物アレルギーの栄養食事指導の手引き2017」（海老澤元宏/研究代表）[1]より引用）

性の変化はあまりみられない。乳児が牛乳アレルギーと診断された場合には，一般の調製粉乳は使用できないため，牛乳アレルギー用ミルクを用いる。牛乳アレルギー用ミルクは，アレルゲンとなる牛乳のたんぱく質を分解して作られた加水分解乳などいくつか種類がある（表2）。牛乳アレルギー児がどのミルクを利用するかの判断は医師の指示に従う。

● 小麦アレルギー

小麦アレルギーの場合に除去するもの，除去する必要のないものを表1に示す。小麦は主食になるパンや，間食（おやつ）に利用しやすいクッキーなどの洋菓子

類，まんじゅうなどの和菓子類などに，広く利用されている。米粉パンにはグルテン（小麦のたんぱく質）が含まれるものがあるので注意する。

● 大豆アレルギー

大豆アレルギーの場合に除去するものは，大豆（黒豆，枝豆，大豆もやしを含む）および豆腐，納豆，油揚げ，豆乳など，大豆で作られた加工品である。しょうゆやみそは発酵中にアレルゲン性が弱くなっているため，除去するケースは少ないが，実際に除去しなくてよいかは医師の指示に従う。大豆油も，精製度の高いものであれば大豆のアレルゲンであるたんぱく質は含まれていないため，基本的に使用可能である。

● その他のアレルギー

くるみやカシューナッツなどのナッツアレルギーの場合に，ピーナッツも除去する必要は基本的にない。また，ナッツ類もそれぞれアレルゲンが異なるため，まとめて"ナッツアレルギー"とひとくくりにせず，どのナッツで症状が出るのかを，食物経口負荷試験などをもとに医師に診断してもらう。ナッツ類やピーナッツは，調味料や菓子類などにも利用されている。

果物のアレルギーの場合もまとめて除去するのではなく，症状が出る果物のみを除去する。果物は加熱をするとアレルゲン性が弱くなるものもあるが，加熱をしてもアレルゲン性が弱くなりにくいものもある。果物はソースやペースト，菓子類にも利用されている。

2) 食品表示

容器包装された加工食品には，特定原材料である卵，乳，小麦，えび，かに，そば，落花生（ピーナッツ），くるみの8品目は表示義務がある。つまり，この8品目が加工食品の原材料として使用されている場合には，必ず加工食品の原材料表示欄に記載される。

一方，8品目以外の食物は，加工食品の原材料となっていても表示されないことがある。この8品目以外の食物のアレルギーがある場合には，加工食品の原材料表示欄を見ただけでは，利用できるかどうか判断はできないため，食品メーカーや納入業者に原材料を確認する必要がある。原材料があいまいな状態で食物アレルギー児に提供してはいけない。アレルギー表示に関しては，消費者庁のウェブサイトで詳しく確認できる。

3) 離乳食の進行，開始

食物アレルギーであっても，離乳食の開始や進行を遅らせる必要はない。例えば，食物アレルギーの発症を心配して，1歳まで鶏卵や牛乳を控えるようなこと

●表示されるアレルゲン
→第3章 表4
くるみの表示義務化については経過措置期間が設けられており，完全施行は2025年4月1日からとなる。

●消費者庁のウェブサイト→「アレルギー表示に関する情報」(https://www.caa.go.jp/policies/policy/food_labeling/food_sanitation/allergy/)

は適切ではない。医師から指示されている食物のみを除去し，通常どおり生後5～6カ月頃から離乳食を開始し，除去食物以外の食物を使用して離乳食を進めていく。離乳食開始の頃に利用しやすい米，野菜類（だいこん，にんじん，かぼちゃ，さつまいもなど）の食物アレルギーの発症頻度は少ない[1]。

❷ 保育所での食物アレルギー対応

A. 給食での対応

1) 保育所での食物アレルギー対応

保育所での食物アレルギー対応は「保育所におけるアレルギー対応ガイドライン」に基づく[3]。保育所では，施設長をはじめとして，保育士，栄養士，調理員などすべての職種でアレルギー対応委員会などのチームをつくり，施設の職員数，調理場などの施設や設備，食物アレルギー児の人数，原因食物や重症度などの条件から，自施設で対応できること，できないことを検討し，アレルギー対応方針を決定する。

● 給食は完全除去対応

食物アレルギー児は前述のとおり，保育所に通っている間にも治っていくことが多く，例えば，1歳のときには牛乳を完全除去していても，2歳では牛乳を10 mL飲むことができるようになり，さらに3歳では50 mL飲めるようになる，というようなことが起こりうる。しかし，給食では，この個人の摂取状況に合わせて提供することは勧められていない。個人の摂取状況に合わせた対応は各家庭では行うことが可能であるが，集団給食では，一人ひとりに合わせることは誤配膳につながりやすいため危険である。また，牛乳10 mL相当を含む食品を考える，といったことも非常に難しい。給食での対応は，いわゆる部分除去の対応はせず，完全除去をするか，しないかの二者択一の対応をとる。

● 誤配膳のリスクを考えた対応

保育所では，食物アレルギー児がみんなと別のものを食べるのがかわいそうなので，見た目を同じように工夫してあげたい，などの声もあがるが，見た目を同じようにすることで誤配膳のリスクは各段に上がってしまうため，必ずしも見た目を同じようにする必要はない。

2) 保護者との情報共有

保育所に食物アレルギー児が入所することになった場合には，「保育所におけるアレルギー疾患生活管理指導表（医師の診断書）」を提出してもらう（図1）。この内容をもとに，食物アレルギー児の保護者と面談を行い，自施設のアレルギー

(参考様式)　※「保育所におけるアレルギー対応ガイドライン」（2019年改訂版）

保育所におけるアレルギー疾患生活管理指導表（食物アレルギー・アナフィラキシー・気管支ぜん息）

名前＿＿＿＿＿＿＿　男・女　＿＿＿年＿＿月＿＿日生（＿＿歳＿＿ヶ月）＿＿＿＿＿組　提出日　　年　月　日

※この生活管理指導表は、保育所の生活において特別な配慮や管理が必要となった子どもに限って、医師が作成するものです。

緊急連絡先	★保護者　電話： ★連絡医療機関　医療機関名：　電話：

	病型・治療	保育所での生活上の留意点	記載日　　年　月　日
食物アレルギー（あり・なし）　アナフィラキシー（あり・なし）	**A. 食物アレルギー病型** 1. 食物アレルギーの関与する乳児アトピー性皮膚炎 2. 即時型 3. その他（新生児・乳児消化管アレルギー・口腔アレルギー症候群・食物依存性運動誘発アナフィラキシー・その他：　） **B. アナフィラキシー病型** 1. 食物（原因：　　　） 2. その他（医薬品・食物依存性運動誘発アナフィラキシー・ラテックスアレルギー・昆虫・動物のフケや毛） **C. 原因食品・除去根拠**　該当する食品の番号に○をし、かつ《 》内に除去根拠を記載 ［除去根拠］該当するものを全てを（ ）内に番号を記載 ①明らかな症状の既往　②食物負荷試験陽性　③IgE抗体等検査結果陽性　④未摂取 1. 鶏卵　（　　） 2. 牛乳・乳製品（　　） 3. 小麦　（　　） 4. ソバ　（　　） 5. ピーナッツ（　　） 6. 大豆　（　　） 7. ゴマ　（　　） 8. ナッツ類*（　　）（すべて・クルミ・カシューナッツ・アーモンド・　） 9. 甲殻類*（　　）（すべて・エビ・カニ・　） 10. 軟体類・貝類*（　　）（すべて・イカ・タコ・ホタテ・アサリ・　） 11. 魚卵*（　　）（すべて・イクラ・タラコ・　） 12. 魚類*（　　）（すべて・サバ・サケ・　） 13. 肉類*（　　）（鶏肉・牛肉・豚肉・　） 14. 果物類*（　　）（キウイ・バナナ・　） 15. その他（　　） ［*は（ ）の中の該当する項目に○をするか具体的に記載すること］ **D. 緊急時に備えた処方薬** 1. 内服薬（抗ヒスタミン薬、ステロイド薬） 2. アドレナリン自己注射薬「エピペン®0.15mg」 3. その他（　　　　）	**A. 給食・離乳食** 1. 管理不要 2. 管理必要（管理内容については、病型・治療のC.欄及び下記C.E欄を参照） **B. アレルギー用調整粉乳** 1. 不要 2. 必要　下記該当ミルクに○、又は（ ）内に記入 ミルフィー HP ・ ニューMA-1 ・ MA-mi ・ ペプディエット ・ エレメンタルフォーミュラ その他（　　　） **C. 除去食品においてより厳しい除去が必要なもの** 病型・治療のC.欄で除去の際に、より厳しい除去が必要となるもののみに○をつける ※本欄に○がついた場合、該当する食品を使用した料理については、給食対応が困難となる場合があります。 1. 鶏卵：　卵殻カルシウム 2. 牛乳・乳製品：　乳糖 3. 小麦：　醤油・酢・麦茶 6. 大豆：　大豆油・醤油・味噌 7. ゴマ：　ゴマ油 12. 魚類：　かつおだし・いりこだし 13. 肉類：　エキス **D. 食物・食材を扱う活動** 1. 管理不要 2. 原因食材を教材とする活動の制限（　　） 3. 調理活動時の制限（　　） 4. その他（　　　　）	**E. 特記事項** （その他に特別な配慮や管理が必要な事項がある場合には、医師が保護者と面談のうえ記載。対応内容は保育所が保護者と相談のうえ決定） 記載日　　年　月　日 医師名 医療機関名 電話
	病型・治療	保育所での生活上の留意点	記載日　　年　月　日
気管支ぜん息（あり・なし）	**A. 症状のコントロール状態** 1. 良好 2. 比較的良好 3. 不良 **B. 長期管理薬**（短期追加治療薬を含む） 1. ステロイド吸入薬　剤形：　投与量（日）： 2. ロイコトリエン受容体拮抗薬 3. DSCG吸入薬 4. ベータ刺激薬（内服・貼付薬） 5. その他（　　　） **C. 急性憎悪（発作）治療薬** 1. ベータ刺激薬吸入 2. ベータ刺激薬内服 3. その他 **D. 急性憎悪（発作）時の対応** （自由記載）	**A. 寝具に関して** 1. 管理不要 2. 防ダニシーツ等の使用 3. その他の管理が必要（　　） **B. 動物との接触** 1. 管理不要 2. 動物への反応が強いため不可　動物名（　　） 3. 飼育活動等の制限（　　）	**C. 外遊び、運動に対する配慮** 1. 管理不要 2. 管理必要（管理内容：　） **D. 特記事項** （その他に配慮や管理が必要な事項がある場合には、医師が保護者と相談のうえ記載。対応内容は保育所が保護者と相談のうえ決定） 記載日　　年　月　日 医師名 医療機関名 電話

● 保育所における日常の取り組み及び緊急時の対応に活用するため、本表に記載された内容を保育所の職員及び消防機関・医療機関等と共有することに同意しますか。

・同意する
・同意しない　　　　　保護者氏名＿＿＿＿＿＿＿＿

図1 ● 保育所におけるアレルギー疾患生活管理指導表

（「保育所におけるアレルギー対応ガイドライン（2019年改訂版）」（厚生労働省）[3]，2019より引用）

対応方針を伝え，具体的な対応方法（献立内容の確認方法やタイミングなど）を決定する。給食では個人の摂取状況に合わせた部分除去の対応はできないことも，あらかじめ伝えておく。また，誤食事故を防ぐ観点から，今まで食べたことのない食品を保育所ではじめて食べることは避けられるよう，給食で利用する食品をあらかじめ伝え，家庭で試してもらうように促す。

3）調理現場との情報共有

調理場のスタッフ間ではアレルギー対応食に関する情報が共有されていても，その情報が保育士に伝わっていない，というようなことがないように，朝礼などでその日のアレルギー対応状況を全員で確認する。また食札などを運用し，どの料理にどのアレルゲンが入っているか，などの情報伝達ツールも工夫する。

B.給食以外での対応

食物アレルギー児は，原因食物を食べるだけでなく，触れることでも症状が誘発されることがある。牛乳アレルギー児が牛乳パックを洗浄したり，牛乳パックを再利用して工作に利用することは避ける。小麦アレルギーの場合には小麦ねん

食札（例）

うさぎ組	氏名 ○○ ○○
アレルゲン	鶏卵・牛乳
料理名	クリームシチュー
対応	トマトシチュー（牛乳除去）

調理	配膳	保育士
田中	佐藤	鈴木

どの利用は避ける，ピーナッツアレルギーの場合は豆まきにピーナッツを利用することを避ける，など，食品を扱うイベントでは注意を要する。

C. 緊急時の対応

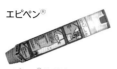

エピペン®注射液 0.15 mg
（マイラン EPD 合同会社 エピペンサイトより転載）

アナフィラキシーの既往がある患者など，リスクの高い患者には，エピペン®が処方されている場合がある。エピペン®とは，アナフィラキシーを発症したときに使用し，医師の治療を受けるまでの間，症状の進行を一時的に緩和し，ショックを防ぐための補助治療剤（アドレナリン自己注射薬）である。

保育所においては，誤食などをして症状が重症化している子どものそばにいる保育士などが，エピペン®を本人（子ども）に代わって注射することは医師法違反とはならない。施設内にエピペン®を処方されている食物アレルギー児がいる場合は，医師などからエピペン®の使用方法などについて研修を受けておく。

アナフィラキシーガイドラインによると，エピペン®を処方されている患者でアナフィラキシーショックを疑う場合，表3のうち症状が一つでもあてはまれば使用すべき，とされている[4]。

表3 ● 一般向けエピペン®の適応

消化器の症状	呼吸器の症状	全身の症状
• くり返し吐き続ける • 持続する強い（がまんできない）おなかの痛み	• のどや胸が締めつけられる • 声がかすれる • 犬がほえるようなせき • 持続する強いせき込み • ゼーゼーする呼吸 • 息がしにくい	• 唇やつめが青白い • 脈を触れにくい・不規則 • 意識がもうろうとしている • ぐったりしている • 尿や便を漏らす

（「アナフィラキシーガイドライン」（日本アレルギー学会），2014[4]より引用）

文献
1）「厚生労働科学研究班による食物アレルギーの栄養食事指導の手引き2017」（海老澤元宏／研究代表）（https://www.foodallergy.jp/wp-content/themes/foodallergy/pdf/nutritionalmanual2017.pdf）
2）「保育所入所児童のアレルギー疾患罹患状況と保育所におけるアレルギー対策に関する実態調査調査報告書（厚生労働省平成27年度子ども・子育て支援推進調査研究事業補助型調査研究）」（東京慈恵会医科大学）（http://www.jikei.ac.jp/univ/pdf/report.pdf），2016
3）「保育所におけるアレルギー対応ガイドライン（2019年改訂版）」（厚生労働省）（https://www.mhlw.go.jp/content/000511242.pdf），2019
4）「アナフィラキシーガイドライン」（日本アレルギー学会）（https://anaphylaxis-guideline.jp/pdf/anaphylaxis_guideline.PDF），2014

演習課題

菓子類の原材料表示を見て，鶏卵アレルギー，牛乳アレルギー，小麦アレルギーの子どもに間食（おやつ）として提供できるかを考えてみよう。

● 目的

栄養士など相談できる人がいない場合でも，食物アレルギー児に適切な間食（おやつ）を提供するために原材料表示の読み解き方を知る。

● 進め方（方法）

例として，6種類の菓子類の原材料表示を**演習表**に示す。原材料に記載されているものが何から作られているのか，食物アレルギー児の原因食物（鶏卵，牛乳，小麦）由来のものではないか，一つひとつ調べて，鶏卵，牛乳，小麦のアレルギー児が安全に食べられるか否かを判断する。

演習表 ● 菓子類の原材料表示

名称	原材料名
①ビスケット	小麦粉，砂糖，とうもろこしでんぷん，バターオイル，全粉乳，植物油脂，マーガリン，ぶどう糖果糖液糖，食塩，たんぱく質濃縮ホエイパウダー，膨張剤，乳化剤，香料
②菓子	小麦粉，バター，砂糖，アーモンド粉末，卵，食塩，膨張剤，香料
③ビスケット	小麦全粒粉，食用なたね油，アーモンドパウダー，オーツ麦，メープルシロップ，砂糖，食塩，バニラ香料
④焼菓子	米粉，マーガリン（なたね油使用），コーンフラワー，砂糖，食用植物油脂，コーンスターチ，香料
⑤洋生菓子	豆乳ホイップクリーム，砂糖，米粉パウダー，脱脂大豆粉，水あめ，ショートニング，植物油脂，加工でんぷん，乳化剤，膨張剤，香料
⑥焼菓子	ココナッツミルク，タピオカでんぷん，砂糖，米粉，食塩，増粘安定剤（キサンタンガム）

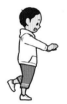

アレルギーをもつ子どもへの視点

　食べることは命を支える行為ともいえますが，命を支える方法は一律ではなく，個人差があります。除去すべき食品があることは，その子の特性の一つとしてとらえ，対応していかねばなりません。しかし，個性や特性と頭ではわかっていても，アレルギーをもつ子どもがクラスにいるとき一番最初に頭に浮かぶのは，誤食などによる事故への心配でしょう。

　乳児期には自分でアレルゲンのある食品を判断することができないので，その事故から子どもを守るのは保護者や保育士，給食室です。調理から配膳，食事の提供まで，マニュアルや細かいチェックリストを設けて安全な食事を心がけねばなりません。

　しかし，保育園内で「アレルギーを起こさなければよい」という考え方になってしまうのは問題です。事故は起こらないかもしれませんが，子どもに「自分は他の子どもと違う」と疎外感をもたせてしまったり，楽しい食事場面を経験できなくなってしまう

といった別の問題が生まれてきては，子どもの育ちを支えることにはなりません。他の子どもたちと同じような環境で楽しく食べるという経験を積んでもらうためには，作る側（給食室）と与える側（保育士），そして，保護者が，今，何を大切にしていく時期なのかも含め情報を交換したり，共有したりする必要があります。

　アレルギーをもつ子どもたちの最大の目標は，小学校に入学する前に"子ども自身が自分のアレルゲンを理解し，納得したうえで食べ物を選びとれる子どもに成長する"ということです。安全に除去するだけではなく，「昔は食べられなかったけれど今は食べられるよ」「熱を加えたら食べられるよ」といった自分の特性を，自分自身が無理なく理解できるようになるのが理想でしょう。保育士は将来への見通しを立てながら，日々の安全を守る専門性が要求されるのです。

■発育・発達関係

❶乳児身体発育曲線

〈お子さんの体重や身長をこのグラフに記入しましょう〉

男の子　乳児身体発育曲線　（平成 22 年調査）

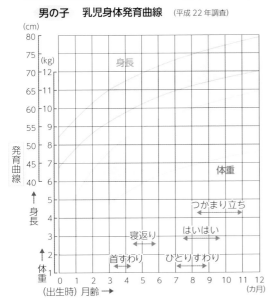

〈お子さんの体重や身長をこのグラフに記入しましょう〉

女の子　乳児身体発育曲線　（平成 22 年調査）

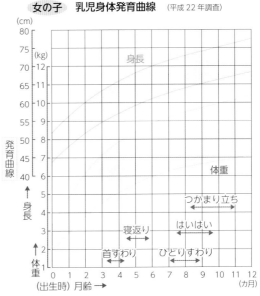

首すわり，寝返り，ひとりすわり，はいはい，つかまり立ちおよびひとり歩きの矢印は，約半数の子どもができるようになる月・年齢から，約 9 割の子どもができるようになる月・年齢までの目安を表したものです。
お子さんができるようになったときを矢印で記入しましょう。

首すわり，寝返り，ひとりすわり，はいはい，つかまり立ちおよびひとり歩きの矢印は，約半数の子どもができるようになる月・年齢から，約 9 割の子どもができるようになる月・年齢までの目安を表したものです。
お子さんができるようになったときを矢印で記入しましょう。

（「母子健康手帳の様式について 省令様式」（厚生労働省）（https://www.mhlw.go.jp/file/06-Seisakujouhou-11900000-Koyoukintoujidoukateikyoku/s2016_10.pdf）より引用）

❷カウプ指数

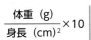

$$\frac{\text{体重（g）}}{\text{身長（cm）}^2} \times 10$$

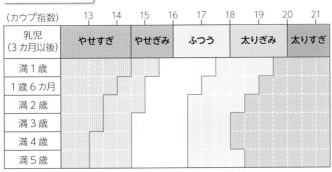

（「子どもの保健 第 7 版 追補」（巷野悟郎／編），診断と治療社，2018 より引用）

資料：今村，2000：「子どもの保険 第 7 版 追補」（巷野悟郎／編），診断と治療社，2018

❸ パーセンタイル身長・体重成長曲線

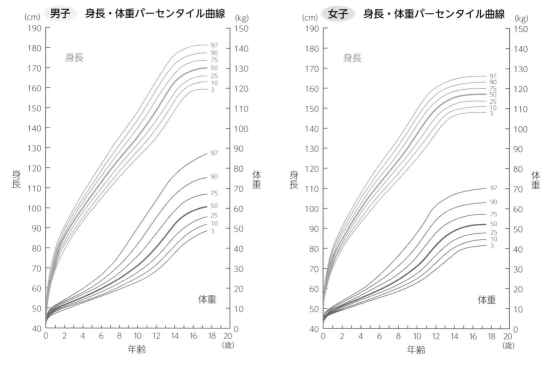

(「基礎から学ぶ成長曲線と肥満度曲線を用いた栄養食事指導」(村田光範/編著)，第一出版，2018より引用)

❹ 肥満度に基づく判定

	やせ傾向		ふつう	肥満傾向		
	−20％以下			20％以上		
判定	高度やせ	やせ		軽度肥満	中等度肥満	高度肥満
肥満度	−30％以下	−30％超 −20％以下	−20％超〜 +20％未満	20％以上 30％未満	30％以上 50％未満	50％以上

(「児童生徒等の健康診断マニュアル 平成27年度改訂」(文部科学省スポーツ・青少年局学校健康教育課/監)，日本学校保健会，2015 (https://www.gakkohoken.jp/book/ebook/ebook_H270030/index_h5.html#123) より転載)

$$肥満度(\%) = \frac{実測体重(kg) - 標準体重(kg)}{標準体重(kg)} \times 100$$

❺ 幼児肥満度判定曲線

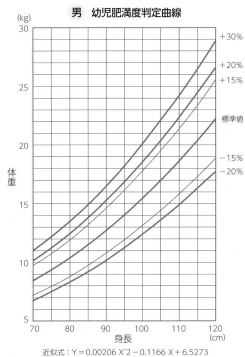

男　幼児肥満度判定曲線

近似式：Y = 0.00206 X^2 − 0.1166 X + 6.5273

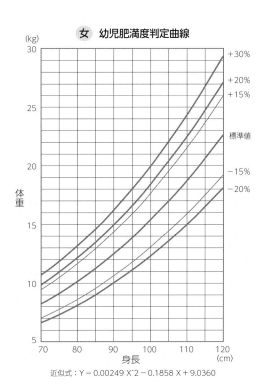

女　幼児肥満度判定曲線

近似式：Y = 0.00249 X^2 − 0.1858 X + 9.0360

身長体重曲線の区分

区分		呼称
＋30％以上		太りすぎ
＋20％以上	＋30％未満	やや太りすぎ
＋15％以上	＋20％未満	太りぎみ
−15％超	＋15％未満	ふつう
−20％超	−15％以下	やせ
−20％以下		やせすぎ

身長70〜118 cmのデータをもとに2次曲線で近似した成績を採用。
（グラフ：「平成12年 乳幼児身体発育調査報告書」（厚生労働省）（https://www.mhlw.go.jp/houdou/0110/h1024-4.html），2001，区分：「幼児肥満ガイド」（日本小児医療保健議会 栄養委員会 小児肥満小委員会）（https://www.jpeds.or.jp/uploads/files/2019youji_himan_G_ALL.pdf）より引用）

■日本人の食事摂取基準（2020年版）

以下，**❻**～**⓱**は「日本人の食事摂取基準（2020年版）「日本人の食事摂取基準」策定検討会報告書」（厚生労働省）（https://www.mhlw.go.jp/content/10904750/000586553.pdf），2019より引用

❻参照体重における基礎代謝量

性別	男性			女性		
年齢（歳）	基礎代謝基準値（kcal/kg 体重/日）	参照体重（kg）	基礎代謝量（kcal/日）	基礎代謝基準値（kcal/kg 体重/日）	参照体重（kg）	基礎代謝量（kcal/日）
1〜2	61.0	11.5	700	59.7	11.0	660
3〜5	54.8	16.5	900	52.2	16.1	840
6〜7	44.3	22.2	980	41.9	21.9	920
8〜9	40.8	28.0	1,140	38.3	27.4	1,050
10〜11	37.4	35.6	1,330	34.8	36.3	1,260
12〜14	31.0	49.0	1,520	29.6	47.5	1,410
15〜17	27.0	59.7	1,610	25.3	51.9	1,310
18〜29	23.7	64.5	1,530	22.1	50.3	1,110
30〜49	22.5	68.1	1,530	21.9	53.0	1,160
50〜64	21.8	68.0	1,480	20.7	53.8	1,110
65〜74	21.6	65.0	1,400	20.7	52.1	1,080
75以上	21.5	59.6	1,280	20.7	48.8	1,010

❼身体活動レベル別にみた活動内容と活動時間の代表例

身体活動レベル[1]	低い（Ⅰ）	ふつう（Ⅱ）	高い（Ⅲ）
	1.50（1.40〜1.60）	1.75（1.60〜1.90）	2.00（1.90〜2.20）
日常生活の内容[2]	生活の大部分が座位で，静的な活動が中心の場合	座位中心の仕事だが，職場内での移動や立位での作業・接客等，通勤・買い物での歩行，家事，軽いスポーツ，のいずれかを含む場合	移動や立位の多い仕事への従事者，あるいは，スポーツ等余暇における活発な運動習慣をもっている場合
中程度の強度（3.0〜5.9メッツ）の身体活動の1日当たりの合計時間（時間/日）[3]	1.65	2.06	2.53
仕事での1日当たりの合計歩行時間（時間/日）[3]	0.25	0.54	1.00

[1] 代表値。（ ）内はおよその範囲。

[2] Black AE, et al：Eur J Clin Nutr, 50：72-92, 1996, Ishikawa-Takata K, et al：Eur J Clin Nutr, 62：885-891, 2008を参考に，身体活動レベル（PAL）に及ぼす仕事時間中の労作の影響が大きいことを考慮して作成。

[3] Ishikawa-Takata, K, et al：J Epidemiol, 21：114-121, 2011による。

❽ 参考表：推定エネルギー必要量 (kcal/日)

性別	男性			女性		
身体活動レベル*1	I	II	III	I	II	III
0〜5（月）	—	550	—	—	500	—
6〜8（月）	—	650	—	—	600	—
9〜11（月）	—	700	—	—	650	—
1〜2（歳）	—	950	—	—	900	—
3〜5（歳）	—	1,300	—	—	1,250	—
6〜7（歳）	1,350	1,550	1,750	1,250	1,450	1,650
8〜9（歳）	1,600	1,850	2,100	1,500	1,700	1,900
10〜11（歳）	1,950	2,250	2,500	1,850	2,100	2,350
12〜14（歳）	2,300	2,600	2,900	2,150	2,400	2,700
15〜17（歳）	2,500	2,800	3,150	2,050	2,300	2,550
18〜29（歳）	2,300	2,650	3,050	1,700	2,000	2,300
30〜49（歳）	2,300	2,700	3,050	1,750	2,050	2,350
50〜64（歳）	2,200	2,600	2,950	1,650	1,950	2,250
65〜74（歳）	2,050	2,400	2,750	1,550	1,850	2,100
75以上（歳）*2	1,800	2,100	—	1,400	1,650	—
妊婦（付加量）*3 初期				+50	+50	+50
中期				+250	+250	+250
後期				+450	+450	+450
授乳婦（付加量）				+350	+350	+350

＊1 身体活動レベルは，低い，ふつう，高いの3つのレベルとして，それぞれⅠ，Ⅱ，Ⅲで示した．
＊2 レベルⅡは自立している者，レベルⅠは自宅にいてほとんど外出しない者に相当する．レベルⅠは高齢者施設で自立に近い状態で過ごしている者にも適用できる値である．
＊3 妊婦個々の体格や妊娠中の体重増加量および胎児の発育状況の評価を行うことが必要である．
注1：活用に当たっては，食事摂取状況のアセスメント，体重およびBMIの把握を行い，エネルギーの過不足は，体重の変化またはBMIを用いて評価すること．
注2：身体活動レベルⅠの場合，少ないエネルギー消費量に見合った少ないエネルギー摂取量を維持することになるため，健康の保持・増進の観点からは，身体活動量を増加させる必要がある．

❾ エネルギー産生栄養素バランス (%エネルギー)

性別	男性				女性			
年齢等	目標量*1, *2				目標量*1, *2			
	たんぱく質*3	脂質*4		炭水化物*5, *6	たんぱく質*3	脂質*4		炭水化物*5, *6
		脂質	飽和脂肪酸			脂質	飽和脂肪酸	
0〜11（月）	—	—	—	—	—	—	—	—
1〜2（歳）	13〜20	20〜30	—	50〜65	13〜20	20〜30	—	50〜65
3〜14（歳）	13〜20	20〜30	10以下	50〜65	13〜20	20〜30	10以下	50〜65
15〜17（歳）	13〜20	20〜30	8以下	50〜65	13〜20	20〜30	8以下	50〜65
18〜49（歳）	13〜20	20〜30	7以下	50〜65	13〜20	20〜30	7以下	50〜65
50〜64（歳）	14〜20	20〜30	7以下	50〜65	14〜20	20〜30	7以下	50〜65
65以上（歳）	15〜20	20〜30	7以下	50〜65	15〜20	20〜30	7以下	50〜65
妊婦初期・中期					13〜20	20〜30	7以下	50〜65
妊婦後期，授乳婦					15〜20			

＊1 必要なエネルギー量を確保したうえでのバランスとすること．
＊2 範囲に関しては，おおむねの値を示したものであり，弾力的に運用すること．
＊3 65歳以上の高齢者について，フレイル予防を目的とした量を定めることは難しいが，身長・体重が参照体位に比べて小さい者や，特に75歳以上であって加齢に伴い身体活動量が大きく低下した者など，必要エネルギー摂取量が低い者では，下限が推奨量を下回る場合がありえる．この場合でも，下限は推奨量以上とすることが望ましい．
＊4 脂質については，その構成成分である飽和脂肪酸など，質への配慮を十分に行う必要がある．
＊5 アルコールを含む．ただし，アルコールの摂取を勧めるものではない．
＊6 食物繊維の目標量を十分に注意すること．

⓾ たんぱく質の食事摂取基準 (推定平均必要量，推奨量，目安量：g/日，目標量：％エネルギー)

性別	男性				女性			
年齢等	推定平均 必要量	推奨量	目安量	目標量*1	推定平均 必要量	推奨量	目安量	目標量*1
0〜5（月）	—	—	10	—	—	—	10	—
6〜8（月）	—	—	15	—	—	—	15	—
9〜11（月）	—	—	25	—	—	—	25	—
1〜2（歳）	15	20	—	13〜20	15	20	—	13〜20
3〜5（歳）	20	25	—	13〜20	20	25	—	13〜20
6〜7（歳）	25	30	—	13〜20	25	30	—	13〜20
8〜9（歳）	30	40	—	13〜20	30	40	—	13〜20
10〜11（歳）	40	45	—	13〜20	40	50	—	13〜20
12〜14（歳）	50	60	—	13〜20	45	55	—	13〜20
15〜17（歳）	50	65	—	13〜20	45	55	—	13〜20
18〜29（歳）	50	65	—	13〜20	40	50	—	13〜20
30〜49（歳）	50	65	—	13〜20	40	50	—	13〜20
50〜64（歳）	50	65	—	14〜20	40	50	—	14〜20
65〜74（歳）*2	50	60	—	15〜20	40	50	—	15〜20
75以上（歳）*2	50	60	—	15〜20	40	50	—	15〜20
妊婦（付加量）初期					+0	+0	—	—*3
中期					+5	+5	—	—*3
後期					+20	+25	—	—*4
授乳婦（付加量）					+15	+20	—	—*4

＊1 範囲に関しては，おおむねの値を示したものであり，弾力的に運用すること．
＊2 65歳以上の高齢者について，フレイル予防を目的とした量を定めることは難しいが，身長・体重が参照体位に比べて小さい者や，特に75歳以上であって加齢に伴い身体活動量が大きく低下した者など，必要エネルギー摂取量が低い者では，下限が推奨量を下回る場合がありうる．この場合でも，下限は推奨量以上とすることが望ましい．
＊3 妊婦（初期・中期）の目標量は，13〜20％エネルギーとした．
＊4 妊婦（後期）および授乳婦の目標量は，15〜20％エネルギーとした．

⓫ 脂質の食事摂取基準

性別	脂質（％エネルギー）				n-6系脂肪酸（g/日）		n-3系脂肪酸（g/日）	
	男性		女性		男性	女性	男性	女性
年齢等	目安量	目標量*1	目安量	目標量*1	目安量	目安量	目安量	目安量
0〜5（月）	50	—	50	—	4	4	0.9	0.9
6〜11（月）	40	—	40	—	4	4	0.8	0.8
1〜2（歳）	—	20〜30	—	20〜30	4	4	0.7	0.8
3〜5（歳）	—	20〜30	—	20〜30	6	6	1.1	1.0
6〜7（歳）	—	20〜30	—	20〜30	8	7	1.5	1.3
8〜9（歳）	—	20〜30	—	20〜30	8	7	1.5	1.3
10〜11（歳）	—	20〜30	—	20〜30	10	8	1.6	1.6
12〜14（歳）	—	20〜30	—	20〜30	11	9	1.9	1.6
15〜17（歳）	—	20〜30	—	20〜30	13	9	2.1	1.6
18〜29（歳）	—	20〜30	—	20〜30	11	8	2.0	1.6
30〜49（歳）	—	20〜30	—	20〜30	10	8	2.0	1.6
50〜64（歳）	—	20〜30	—	20〜30	10	8	2.2	1.9
65〜74（歳）	—	20〜30	—	20〜30	9	8	2.2	2.0
75以上（歳）	—	20〜30	—	20〜30	8	7	2.1	1.8
妊婦			—	20〜30		9		1.6
授乳婦			—	20〜30		10		1.8

＊1 範囲については，おおむねの値を示したものである．

⑫ 炭水化物・食物繊維の食事摂取基準

	炭水化物（% エネルギー）		食物繊維（g/ 日）	
性別	男性	女性	男性	女性
年齢等	目標量*1*2	目標量*1*2	目標量	目標量
0～5（月）	―	―	―	―
6～11（月）	―	―	―	―
1～2（歳）	50～65	50～65	―	―
3～5（歳）	50～65	50～65	8以上	8以上
6～7（歳）	50～65	50～65	10以上	10以上
8～9（歳）	50～65	50～65	11以上	11以上
10～11（歳）	50～65	50～65	13以上	13以上
12～14（歳）	50～65	50～65	17以上	17以上
15～17（歳）	50～65	50～65	19以上	18以上
18～29（歳）	50～65	50～65	21以上	18以上
30～49（歳）	50～65	50～65	21以上	18以上
50～64（歳）	50～65	50～65	21以上	18以上
65～74（歳）	50～65	50～65	20以上	17以上
75以上（歳）	50～65	50～65	20以上	17以上
妊婦		50～65		18以上
授乳婦		50～65		18以上

*1 範囲については，おおむねの値を示したものである。
*2 アルコールを含む。ただし，アルコールの摂取を勧めるものではない。

⑬ ビタミンAの食事摂取基準

	ビタミンA（μgRAE/日）*1							
性別	男性				女性			
年齢等	推定平均 必要量*2	推奨量*2	目安量*3	耐容 上限量*3	推定平均 必要量*2	推奨量*2	目安量*3	耐容 上限量*3
0～5（月）	―	―	300	600	―	―	300	600
6～11（月）	―	―	400	600	―	―	400	600
1～2（歳）	300	400	―	600	250	350	―	600
3～5（歳）	350	450	―	700	350	500	―	850
6～7（歳）	300	400	―	950	300	400	―	1,200
8～9（歳）	350	500	―	1,200	350	500	―	1,500
10～11（歳）	450	600	―	1,500	400	600	―	1,900
12～14（歳）	550	800	―	2,100	500	700	―	2,500
15～17（歳）	650	900	―	2,500	500	650	―	2,800
18～29（歳）	600	850	―	2,700	450	650	―	2,700
30～49（歳）	650	900	―	2,700	500	700	―	2,700
50～64（歳）	650	900	―	2,700	500	700	―	2,700
65～74（歳）	600	850	―	2,700	500	700	―	2,700
75以上（歳）	550	800	―	2,700	450	650	―	2,700
妊婦（付加量）初期					+0	+0	―	―
中期					+0	+0	―	―
後期					+60	+80	―	―
授乳婦（付加量）					+300	+450	―	―

*1 レチノール活性当量（μgRAE）＝レチノール（μg）＋β-カロテン（μg）×1/12＋α-カロテン（μg）×1/24
　　　　　　　　　　　　　　＋β-クリプトキサンチン（μg）×1/24＋その他のプロビタミンAカロテノイド（μg）×1/24
*2 プロビタミンAカロテノイドを含む。
*3 プロビタミンAカロテノイドを含まない。

⑭ビタミンB₁・ビタミンB₂の食事摂取基準

性別	ビタミンB₁ (mg/日)[*1][*2]						ビタミンB₂ (mg/日)[*1]					
	男性			女性			男性			女性		
年齢等	推定平均必要量	推奨量	目安量	推定平均必要量	推奨量	目安量	推定平均必要量	推奨量	目安量	推定平均必要量	推奨量	目安量
0~5（月）	—	—	0.1	—	—	0.1	—	—	0.3	—	—	0.3
6~11（月）	—	—	0.2	—	—	0.2	—	—	0.4	—	—	0.4
1~2（歳）	0.4	0.5	—	0.4	0.5	—	0.5	0.6	—	0.5	0.5	—
3~5（歳）	0.6	0.7	—	0.6	0.7	—	0.7	0.8	—	0.6	0.8	—
6~7（歳）	0.7	0.8	—	0.7	0.8	—	0.8	0.9	—	0.7	0.9	—
8~9（歳）	0.8	1.0	—	0.8	0.9	—	0.9	1.1	—	0.9	1.0	—
10~11（歳）	1.0	1.2	—	0.9	1.1	—	1.1	1.4	—	1.0	1.3	—
12~14（歳）	1.2	1.4	—	1.1	1.3	—	1.3	1.6	—	1.2	1.4	—
15~17（歳）	1.3	1.5	—	1.0	1.2	—	1.4	1.7	—	1.2	1.4	—
18~29（歳）	1.2	1.4	—	0.9	1.1	—	1.3	1.6	—	1.0	1.2	—
30~49（歳）	1.2	1.4	—	0.9	1.1	—	1.3	1.6	—	1.0	1.2	—
50~64（歳）	1.1	1.3	—	0.9	1.1	—	1.2	1.5	—	1.0	1.2	—
65~74（歳）	1.1	1.3	—	0.9	1.1	—	1.2	1.5	—	1.0	1.2	—
75以上（歳）	1.0	1.2	—	0.8	0.9	—	1.1	1.3	—	0.9	1.0	—
妊婦（付加量）				+0.2	+0.2	—				+0.2	+0.3	—
授乳婦（付加量）				+0.2	+0.2	—				+0.5	+0.6	—

＊1　チアミン塩化物塩酸塩（分子量＝337.3）の重量として示した。
＊2　身体活動レベルⅡの推定エネルギー必要量を用いて算定した。
特記事項：推定平均必要量は，ビタミンB₁の欠乏症である脚気を予防するに足る最小必要量からではなく，尿中にビタミンB₁の排泄量が増大しはじめる摂取量（体内飽和量）から算定。

＊1　身体活動レベルⅡの推定エネルギー必要量を用いて算定した。
特記事項：推定平均必要量は，ビタミンB₂の欠乏症である口唇炎，口角炎，舌炎などの皮膚炎を予防するに足る最小量からではなく，尿中にビタミンB₂の排泄量が増大しはじめる摂取量（体内飽和量）から算定。

⑮葉酸・ビタミンCの食事摂取基準

性別	葉酸（μg/日）[*1]								ビタミンC（mg/日）[*1]					
	男性				女性				男性			女性		
年齢等	推定平均必要量	推奨量	目安量	耐容上限量[*2]	推定平均必要量	推奨量	目安量	耐容上限量[*2]	推定平均必要量	推奨量	目安量	推定平均必要量	推奨量	目安量
0~5（月）	—	—	40	—	—	—	40	—	—	—	40	—	—	40
6~11（月）	—	—	60	—	—	—	60	—	—	—	40	—	—	40
1~2（歳）	80	90	—	200	90	90	—	200	35	40	—	35	40	—
3~5（歳）	90	110	—	300	90	110	—	300	40	50	—	40	50	—
6~7（歳）	110	140	—	400	110	140	—	400	50	60	—	50	60	—
8~9（歳）	130	160	—	500	130	160	—	500	60	70	—	60	70	—
10~11（歳）	160	190	—	700	160	190	—	700	70	85	—	70	85	—
12~14（歳）	200	240	—	900	200	240	—	900	85	100	—	85	100	—
15~17（歳）	220	240	—	900	200	240	—	900	85	100	—	85	100	—
18~29（歳）	200	240	—	900	200	240	—	900	85	100	—	85	100	—
30~49（歳）	200	240	—	1,000	200	240	—	1,000	85	100	—	85	100	—
50~64（歳）	200	240	—	1,000	200	240	—	1,000	85	100	—	85	100	—
65~74（歳）	200	240	—	900	200	240	—	900	80	100	—	80	100	—
75以上（歳）	200	240	—	900	200	240	—	900	80	100	—	80	100	—
妊婦（付加量）[*3][*4]					+200	+240	—	—				+10	+10	—
授乳婦（付加量）					+80	+100	—	—				+40	+45	—

＊1　プテロイルモノグルタミン酸（分子量＝441.40）の重量として示した。
＊2　通常の食品以外の食品に含まれる葉酸（狭義の葉酸）に適用する。
＊3　妊娠を計画している女性，妊娠の可能性がある女性および妊娠初期の妊婦は，胎児の神経管閉鎖障害のリスク低減のために，通常の食品以外の食品に含まれる葉酸（狭義の葉酸）を400 μg/日摂取することが望まれる。
＊4　付加量は，中期および後期にのみ設定した。

＊1　L-アスコルビン酸（分子量＝176.12）の重量で示した。
特記事項：推定平均必要量は，ビタミンCの欠乏症である壊血病を予防するに足る最小量からではなく，心臓血管系の疾病予防効果および抗酸化作用の観点から算定。

⑯ ナトリウム・カリウムの食事摂取基準

性別	ナトリウム〔(mg/日), ( ) は食塩相当量 (g/日)〕*¹						カリウム (mg/日)			
	男性			女性			男性		女性	
年齢等	推定平均必要量	目安量	目標量	推定平均必要量	目安量	目標量	目安量	目標量	目安量	目標量
0〜5 （月）	—	100 (0.3)	—	—	100 (0.3)	—	400	—	400	—
6〜11 （月）	—	600 (1.5)	—	—	600 (1.5)	—	700	—	700	—
1〜2 （歳）	—	—	(3.0未満)	—	—	(3.0未満)	900	—	900	—
3〜5 （歳）	—	—	(3.5未満)	—	—	(3.5未満)	1,000	1,400以上	1,000	—
6〜7 （歳）	—	—	(4.5未満)	—	—	(4.5未満)	1,300	1,800以上	1,200	1,400以上
8〜9 （歳）	—	—	(5.0未満)	—	—	(5.0未満)	1,500	2,000以上	1,500	1,800以上
10〜11 （歳）	—	—	(6.0未満)	—	—	(6.0未満)	1,800	2,200以上	1,800	2,000以上
12〜14 （歳）	—	—	(7.0未満)	—	—	(6.5未満)	2,300	2,400以上	1,900	2,400以上
15〜17 （歳）	—	—	(7.5未満)	—	—	(6.5未満)	2,700	3,000以上	2,000	2,600以上
18〜29 （歳）	600 (1.5)	—	(7.5未満)	600 (1.5)	—	(6.5未満)	2,500	3,000以上	2,000	2,600以上
30〜49 （歳）	600 (1.5)	—	(7.5未満)	600 (1.5)	—	(6.5未満)	2,500	3,000以上	2,000	2,600以上
50〜64 （歳）	600 (1.5)	—	(7.5未満)	600 (1.5)	—	(6.5未満)	2,500	3,000以上	2,000	2,600以上
65〜74 （歳）	600 (1.5)	—	(7.5未満)	600 (1.5)	—	(6.5未満)	2,500	3,000以上	2,000	2,600以上
75以上 （歳）	600 (1.5)	—	(7.5未満)	600 (1.5)	—	(6.5未満)	2,500	3,000以上	2,000	2,600以上
妊婦				600 (1.5)	—	(6.5未満)			2,000	—
授乳婦				600 (1.5)	—	(6.5未満)			2,200	—

＊1 高血圧および慢性腎臓病（CKD）の重症化予防のための食塩相当量の量は，男女とも 6.0 g/日未満とした。

⑰ カルシウムの食事摂取基準

性別	カルシウム (mg/日)							
	男性				女性			
年齢等	推定平均必要量	推奨量	目安量	耐容上限量	推定平均必要量	推奨量	目安量	耐容上限量
0〜5 （月）	—	—	200	—	—	—	200	—
6〜11 （月）	—	—	250	—	—	—	250	—
1〜2 （歳）	350	450	—	—	350	400	—	—
3〜5 （歳）	500	600	—	—	450	550	—	—
6〜7 （歳）	500	600	—	—	450	550	—	—
8〜9 （歳）	550	650	—	—	600	750	—	—
10〜11 （歳）	600	700	—	—	600	750	—	—
12〜14 （歳）	850	1,000	—	—	700	800	—	—
15〜17 （歳）	650	800	—	—	550	650	—	—
18〜29 （歳）	650	800	—	2,500	550	650	—	2,500
30〜49 （歳）	600	750	—	2,500	550	650	—	2,500
50〜64 （歳）	600	750	—	2,500	550	650	—	2,500
65〜74 （歳）	600	750	—	2,500	550	650	—	2,500
75以上 （歳）	600	700	—	2,500	500	600	—	2,500
妊婦 （付加量）					+0	+0	—	—
授乳婦 （付加量）					+0	+0	—	—

⓲ 鉄の食事摂取基準

	鉄（mg/日）									
性別	男性				女性					
年齢等	推定平均必要量	推奨量	目安量	耐容上限量	月経なし		月経あり		目安量	耐容上限量
					推定平均必要量	推奨量	推定平均必要量	推奨量		
0～5（月）	—	—	0.5	—	—	—	—	—	0.5	—
6～11（月）	3.5	5.0	—	—	3.5	4.5	—	—	—	—
1～2（歳）	3.0	4.5	—	25	3.0	4.5	—	—	—	20
3～5（歳）	4.0	5.5	—	25	4.0	5.5	—	—	—	25
6～7（歳）	5.0	5.5	—	30	4.5	5.5	—	—	—	30
8～9（歳）	6.0	7.0	—	35	6.0	7.5	—	—	—	35
10～11（歳）	7.0	8.5	—	35	7.0	8.5	10.0	12.0	—	35
12～14（歳）	8.0	10.0	—	40	7.0	8.5	10.0	12.0	—	40
15～17（歳）	8.0	10.0	—	50	5.5	7.0	8.5	10.5	—	40
18～29（歳）	6.5	7.5	—	50	5.5	6.5	8.5	10.5	—	40
30～49（歳）	6.5	7.5	—	50	5.5	6.5	9.0	10.5	—	40
50～64（歳）	6.5	7.5	—	50	5.5	6.5	9.0	11.0	—	40
65～74（歳）	6.0	7.5	—	50	5.0	6.0	—	—	—	40
75以上（歳）	6.0	7.0	—	50	5.0	6.0	—	—	—	40
妊婦（付加量）初期					＋2.0	＋2.5	—	—	—	—
中期・後期					＋8.0	＋9.5	—	—	—	—
授乳婦（付加量）					＋2.0	＋2.5	—	—	—	—

■食品成分

(「日本食品標準成分表2020年版（八訂）」（文部科学省）（https://www.mext.go.jp/a_menu/syokuhinseibun/mext_01110.html），2020より作成)

⓳カルシウムを多く含む食品

食品名	100g中（mg）	1回使用量（g）	1回当たりカルシウム量（mg）
普通牛乳	110	200	220
脱脂粉乳	1,100	20	220
プロセスチーズ	630	20	126
ナチュラルチーズ（エメンタール）	1,200	20	240
ヨーグルト	120	100	120
さくらえび素干し	2,000	5	100
しらす干し	520	10	52
うなぎかば焼き	150	100	150
いわし缶詰油漬	350	50	175
がんもどき	270	60	162
凍り豆腐	630	20	126
生揚げ	240	60	144
木綿豆腐	93	100	93
こまつな	170	100	170
ほうれんそう	49	100	49
モロヘイヤ	260	60	156
乾燥わかめ	780	5	39
ほしひじき（鉄釜）	1,000	10	100
いりごま	1,200	6	72
アーモンド	250	30	75

⓴鉄を多く含む食品

食品名	100g中（mg）	1回使用量（g）	1回当たり鉄量（mg）
卵	1.5	50	0.8
豚レバー	13.0	60	7.8
鶏レバー	9.0	60	5.4
あさり水煮缶	30.0	30	9.0
あさり	3.8	50	1.9
はまぐり	2.1	50	1.1
かき（貝）	2.1	60	1.3
きはだまぐろ	2.0	60	1.2
牛もも肉（皮下脂肪なし）	2.3	100	2.3
豚ヒレ肉	0.9	100	0.9
がんもどき	3.6	60	2.2
凍り豆腐	7.5	20	1.5
納豆	3.3	50	1.7
こまつな	2.8	100	2.8
ほうれんそう	2.0	100	2.0
乾燥きくらげ	35.0	5	1.8
ほしひじき（鉄釜）	58.0	10	5.8
いりごま	9.9	6	0.6
アーモンド	3.6	30	1.1
レーズン	2.3	30	0.7

■食生活指針

㉑食生活指針

食事を楽しみましょう。	• 毎日の食事で，健康寿命をのばしましょう。 • おいしい食事を，味わいながらゆっくりよくかんで食べましょう。 • 家族の団らんや人との交流を大切に，また，食事づくりに参加しましょう。
1日の食事のリズムから，健やかな生活リズムを。	• 朝食で，いきいきした1日をはじめましょう。 • 夜食や間食はとりすぎないようにしましょう。 • 飲酒はほどほどにしましょう。
適度な運動とバランスのよい食事で，適正体重の維持を。	• ふだんから体重を量り，食事量に気をつけましょう。 • ふだんから意識して身体を動かすようにしましょう。 • 無理な減量はやめましょう。 • 特に若年女性のやせ，高齢者の低栄養にも気をつけましょう。
主食，主菜，副菜を基本に，食事のバランスを。	• 多様な食品を組み合わせましょう。 • 調理方法が偏らないようにしましょう。 • 手作りと外食や加工食品・調理食品を上手に組み合わせましょう。
ご飯などの穀類をしっかりと。	• 穀類を毎食とって，糖質からのエネルギー摂取を適正に保ちましょう。 • 日本の気候・風土に適している米などの穀類を利用しましょう。
野菜・果物，牛乳・乳製品，豆類，魚なども組み合わせて。	• たっぷり野菜と毎日の果物で，ビタミン，ミネラル，食物繊維をとりましょう。 • 牛乳・乳製品，緑黄色野菜，豆類，小魚などで，カルシウムを十分にとりましょう。
食塩は控えめに，脂肪は質と量を考えて。	• 食塩の多い食品や料理を控えめにしましょう。食塩摂取量の目標値は，男性で1日8g未満，女性で7g未満*とされています。 • 動物，植物，魚由来の脂肪をバランスよくとりましょう。 • 栄養成分表示を見て，食品や外食を選ぶ習慣を身につけましょう。
日本の食文化や地域の産物を活かし，郷土の味の継承を。	• 「和食」をはじめとした日本の食文化を大切にして，日々の食生活に活かしましょう。 • 地域の産物や旬の素材を使うとともに，行事食を取り入れながら，自然の恵みや四季の変化を楽しみましょう。 • 食材に関する知識や調理技術を身につけましょう。 • 地域や家庭で受け継がれてきた料理や作法を伝えていきましょう。
食料資源を大切に，無駄や廃棄の少ない食生活を。	• まだ食べられるのに廃棄されている食品ロスを減らしましょう。 • 調理や保存を上手にして，食べ残しのない適量を心がけましょう。 • 賞味期限や消費期限を考えて利用しましょう。
「食」に関する理解を深め，食生活を見直してみましょう。	• 子どもの頃から，食生活を大切にしましょう。 • 家庭や学校，地域で，食品の安全性を含めた「食」に関する知識や理解を深め，望ましい習慣を身につけましょう。 • 家族や仲間と，食生活を考えたり，話し合ったりしてみましょう。 • 自分たちの健康目標をつくり，よりよい食生活をめざしましょう。

（「食生活指針について」（農林水産省）（https://www.maff.go.jp/j/syokuiku/shishinn.html），2016より引用）

＊著者注　日本人の食事摂取基準（2020年版）では食塩の目標量を男性で1日7.5g未満，女性で6.5g未満としている。

㉒妊娠前からはじめる妊産婦のための食生活指針

1）妊娠前から，バランスのよい食事をしっかりとりましょう
2）「主食」を中心に，エネルギーをしっかりと
3）不足しがちなビタミン・ミネラルを，「副菜」でたっぷりと
4）「主菜」を組み合わせてたんぱく質を十分に
5）乳製品，緑黄色野菜，豆類，小魚などでカルシウムを十分に
6）妊娠中の体重増加は，お母さんと赤ちゃんにとって望ましい量に
7）母乳育児も，バランスのよい食生活のなかで
8）無理なくからだを動かしましょう
9）たばことお酒の害から赤ちゃんを守りましょう
10）お母さんと赤ちゃんのからだと心のゆとりは，周囲のあたたかいサポートから

（「妊娠前からはじめる妊産婦のための食生活指針」（厚生労働省）（https://www.mhlw.go.jp/seisakunitsuite/bunya/kodomo/kodomo_kosodate/boshi-hoken/ninpu-02.html），2021より引用）

■食事バランスガイド

㉓食事バランスガイド

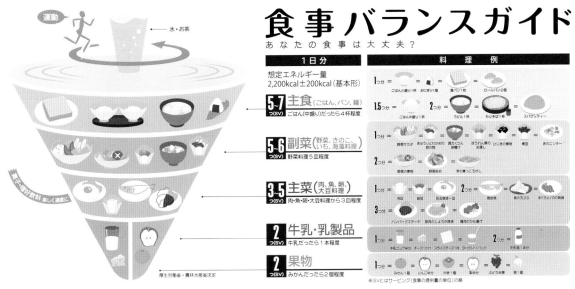

(「食事バランスガイド」について」(農林水産省)(https://www.maff.go.jp/j/balance_guide/index.html) より引用)

㉔妊産婦のための食事バランスガイド

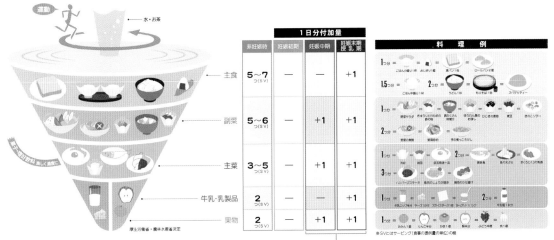

このイラストの料理例を組み合わせるとおおよそ2,200kcal。非妊娠時・妊娠初期(20～49歳女性)の身体活動レベル「ふつう(Ⅱ)」以上の1日分の適量を示しています。

❗ 食塩・油脂については料理の中に使用されているものであり、「コマ」のイラストとして表現されていませんが、実際の食事選択の場面で表示される際には食塩相当量や脂質も合わせて情報提供されることが望まれます。

厚生労働省及び農林水産省が食生活指針を具体的な行動に結びつけるものとして作成・公表した**食事バランスガイド**(2005年)に、食事摂取基準の妊娠期・授乳期の付加量を参考に一部加筆

(「主食」を中心に,エネルギーをしっかりと.「妊産婦のための食生活指針」(「健やか親子21」推進検討会)(https://www.mhlw.go.jp/houdou/2006/02/h0201-3a.html),2006 より引用)

㉕東京都幼児向け食事バランスガイド

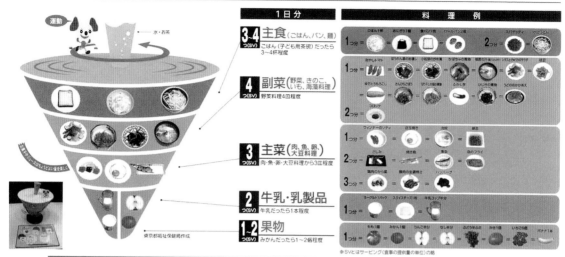

～子どもと一緒に食を育もう～
東 京 都 幼 児 向 け 食 事 バ ラ ン ス ガ イ ド

「東京都幼児向け食事バランスガイド」は、幼児の食事の望ましい組合わせとおおよその量を写真で示したものです。

日本で古くから親しまれている「コマ」をイメージして描き、食事のバランスが悪くなると倒れてしまうということ、回転（運動）することによって初めて安定するということを表しています。
※東京都幼児向け食事バランスガイドは、3～5歳の幼児を対象にしています。

コマの中では、3～5歳児の1日分の料理・食品の例を示しています。主食、副菜、主菜、牛乳・乳製品、果物の5つに区分し、区分ごとに「つ（SV）」という単位を用いています。また、1日の食事にかかせない水・お茶をコマの軸で、運動を東京都健康推進プラン21のマスコット「プランちゃん」でお菓子・ジュースをコマのひもで表しています。

コマの中の写真は、あくまで一例です。1日に実際にとっている料理の数を数える場合には、右側の『料理例』を参考に、いくつ（SV）とっているかを確かめることにより、1日にとる目安の数値と比べることができます。お子さんの食事の内容と比べてみてください。

栄養・食生活に関するホームページ　http://www.fukushihoken.metro.tokyo.jp/kensui/ei_sho/youzi.html
問い合わせ先　東京都福祉保健局保健政策部健康推進課　電話番号03-5320-4357（ダイヤルイン）

東京都福祉保健局

（「東京都幼児向け食事バランスガイドポスター」（東京都福祉保健局）（http://www.fukushihoken.metro.tokyo.jp/kensui/ei_syo/youzi.files/teisei_youzimukeshokujiposuta.pdf）より引用）

索 引

執筆者一覧

■ 編 集

太田百合子　東洋大学ライフデザイン学部

堤　ちはる　相模女子大学栄養科学部健康栄養学科

■ 執 筆 (五十音順)〔 〕内は執筆担当部分

安部眞佐子　大分県立看護科学大学看護学部
〔…第2章〕

池谷真梨子　和洋女子大学家政学部家政福祉学科
〔…第10章〕

太田百合子　東洋大学ライフデザイン学部
〔…第1章，第5章，第6章〕

鈴木　八朗　くらき永田保育園
〔…食の支援を保育現場から1〜12〕

高橋嘉名芽　愛育病院栄養科
〔…第4章〕

多田　由紀　東京農業大学応用生物科学部栄養科学科
〔…第3章〕

堤　ちはる　相模女子大学栄養科学部健康栄養学科
〔…第9章〕

林　典子　十文字学園女子大学人間生活学部健康栄養学科
〔…第12章〕

藤井　葉子　広島市西部こども療育センター
〔…第11章〕

藤澤由美子　和洋女子大学家政学部健康栄養学科
〔…第8章〕

本山　陽子　人間総合科学大学人間科学部ヘルスフードサイエンス学科
〔…第7章〕

編者プロフィール

太田百合子

1983年 東京家政大学家政学部栄養学科管理栄養士専攻卒業。長年「こどもの城」小児保健クリニックで離乳食や幼児食，肥満改善のための栄養相談や講座を行ってきた。2015年より大学などの非常勤講師，指導者や保護者向け講習会講師，NHK子育て番組出演や育児雑誌などの監修を務める。研究テーマは小児肥満，離乳食，幼児食。2013年に第35回母子保健奨励賞，NHK賞を受賞。

堤　ちはる

1981年 日本女子大学大学院家政学研究科修士課程修了，その後，東京大学大学院医学系研究科保健学専門課程修士課程に進学し，1986年 同大学院博士課程修了。保健学博士，管理栄養士。青葉学園短期大学専任講師，助教授，日本子ども家庭総合研究所栄養担当部長を経て，2014年より相模女子大学栄養科学部教授。専門は母子栄養学，保健栄養学。授乳・離乳の支援ガイド改定に関する研究会委員，保育所における食事の提供ガイドライン作成検討会座長等を務める。

子どもの食と栄養　第2版
保育現場で活かせる食の基本

2019 年 9 月 15 日　第 1 版第 1 刷発行	編著者	太田百合子，堤ちはる
2020 年 9 月 1 日　第 2 版第 1 刷発行	発行人	一戸裕子
2024 年 2 月 15 日　第 2 版第 4 刷発行	発行所	株式会社 羊 土 社
		〒 101-0052
		東京都千代田区神田小川町 2-5-1
		TEL　　03 （5282） 1211
		FAX　　03 （5282） 1212
		E-mail　eigyo@yodosha.co.jp
ⓒ YODOSHA CO., LTD. 2020		URL　　www.yodosha.co.jp/
Printed in Japan	イラスト	橋本千鶴，アート工房，羊土社デザイン室
ISBN978-4-7581-0911-6	印刷所	株式会社 加藤文明社印刷所